Hans Gunnari / Olaf Evjenth / M. Michael Brady

ALLROUND - FITNESS

ROWOHLT

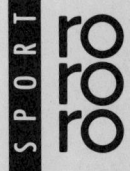

rororo sport
Herausgegeben von Bernd Gottwald

Deutsche Erstausgabe

Veröffentlicht im Rowohlt Taschenbuch Verlag GmbH,
Reinbek bei Hamburg, Juni 1989
Die Originalausgabe erschien 1984 unter dem Titel
«Sekvenstrening» bei Dreyers Forlag, Oslo
Copyright © 1983/84 by Dreyers Forlag, Oslo
Der Übersetzung liegt die englische Ausgabe
«Sequence Exercise» (1984) zugrunde
Übersetzung Axel Seuser
Layout Edith Lackmann
Umschlaggestaltung Jürgen Kaffer/Peter Wippermann
(Foto: Gallus-Plesner)
Satz Times (Linotron 202)
Gesamtherstellung Clausen & Bosse, Leck
Printed in Germany
1180-ISBN 3 499 18644 6

Inhalt

Vorwort

Die 80er Jahre sind das Zeitalter des Fitnessbewußtseins. Die 60er Jahre dagegen waren ‹dunkle Zeiten› für alles, was mit Trainieren und Körperbewußtsein zu tun hat. Zu dieser Zeit begannen wir, unsere Physiotherapie-Patienten zu ermuntern, durch Übung ihre Rehabilitation zu beschleunigen. Weshalb, so dachten wir – sollten wir nicht unsere Erfahrung als Wettkämpfer und Trainer nutzen, um bestimmte Trainingsmethoden unseren Patienten zugänglich zu machen. Diese Frage war leichter gestellt als beantwortet.

Trainingsmethoden und Ausrüstung, die uns zur Verfügung standen, entsprachen dem traditionellen Standard vergangener Jahre. Nun gab es neuere Geräte auf dem Markt, die zwar chromblitzend waren, aber immer noch die alte traditionelle Kraftraum-Ausrüstung darstellten. In der Welt der Leistungssportler gab es vielerlei neue Versuche, wie etwa isometrisches oder Intervalltraining. Aber die Masse der Übungen hatte die Generationen unverändert überstanden. Wir fanden kein System, keinen Weg, der das moderne Wissen um die Physiologie des menschlichen Körpers genutzt hätte, nichts, das für aktive Rehabilitation geeignet gewesen wäre. Wir erkannten, daß wir einen ganz neuen Versuch machen mußten.

Eine erste Erkenntnis war, daß die traditionelle Anschauung von Training drei verschiedene Teile unterschied: Rehabilitation, Erholung und körperliches Training. Rehabilitation für Kranke und Schwache wurde meistens in Krankenhäusern angewandt. Einmal rehabilitiert, brauchte man sie nicht mehr. Erholung war mehr für den Durchschnittsmenschen gedacht. Im Kindesalter nennt man dies Spielen, im Erwachsenenalter

Sport. Körperliches Training dagegen war für Athleten, die ihre Leistung zeigten, um andere damit zu unterhalten. Der Durchschnittsbürger konnte nicht trainieren, das ging über sein Leistungsvermögen.

Viele Systeme von Übungen und Fitnessgeräten arbeiteten nach diesen drei Kategorien. Es gab medizinische Ausrüstungen, die von Medizinern in der Rehabilitation benutzt wurden, es gab Erholungsmöglichkeiten für Schulen, Freizeit und Vereine, und es gab Trainingsmöglichkeiten, vor allem Sportplätze und Krafträume für die Athleten. Selten kam es vor, daß Personen aus einer der drei Gruppen Übungen, Möglichkeiten oder Ausrüstungsteile der anderen Gruppen benutzten. So stemmt der «Durchschnittsmensch» keine Gewichte. Nicht nur, daß er nicht die Neigung dazu hätte, man nahm auch an, daß ihm sowohl die Kraft als auch die Geschicklichkeit dazu fehlen würden. Auch nutzte er nicht die Gelegenheit medizinischer Rehabilitation.

Obwohl die drei Kategorien fortbestanden, merkten wir, daß die traditionellen Grenzen zwischen ihnen künstlich waren. Natürlich sollten die physiologischen und biomechanischen Prinzipien, die für das sichere Training bei Rehabilitation von Verletzungen gelten, dieselben sein, die auch den angestrengt trainierenden Athleten vor ähnlichen Verletzungen während des Trainings bewahren. Es sollte hier nicht im *Prinzip*, sondern höchstens im *Grad* der Anstrengung unterschieden werden. Es müßte doch möglich sein, einen vernünftigen Ansatz zu finden, der allen Personengruppen, Jungen und Alten, Frauen und Männern, Patienten, Durchschnittsmenschen und Topathleten gerecht wird.

Dieser Idee entstammt das *Sequenztraining* als Ergebnis 20jähriger Entwicklung. Es unterscheidet sich von allen anderen Trainingsformen. Die Methode hat sich in der Anwendung bei Tausenden von Menschen der verschiedensten Stufen körperlicher Fitness bewährt und wird weltweit in der Rehabilitation und in Fitness-Studios angewandt, und auch internationale Topathleten arbeiten mit Sequenztraining, z. B. die erfolgreiche norwegische Frauen-Skilanglauf-Nationalmannschaft.

Wir geben zu, daß wir während der Entwicklung des Sequenztrainings der Dokumentation zuwenig Aufmerksamkeit gewidmet haben, deshalb sind wir unserem Trainerkollegen Michael Brady, der mit uns die letzten zwölf Jahre zusammengearbeitet hat, sehr dankbar, daß er sich der Herausgabe dieses Buches angenommen hat. Frits Solwang, Marathonläufer und Skilangläufer und auch vom Sequenztraining überzeugt, lieferte die Fotos, Gro Rönneberg hat die Zeichnungen der Übungen angefertigt. Zum Schluß danken wir den Tausenden von Menschen, die das Sequenztraining lernten, während wir es entwickelten. Sie haben seinen hohen Wert bestätigt.

Hans Gunnari und Olaf Evjenth

Einführung
Was ist Sequenztraining?

Ein optimaler Weg

*«Ich habe außer Schlafen und Ausruhen nie etwas für
meinen Körper getan und gedenke es auch nicht zu
tun. Training ist mühsam, und es kann einfach nicht
nützlich sein, wenn du müde bist; und ich war immer
müde.»*
(Mark Twain, in: Seventieth Birthday Address;
New York 5. Dezember 1905)

Die Zeiten haben sich verändert, seit Mark Twain so abwertend über
Training sprach. Die moderne Diskussion über Fitness beschäftigt sich
nicht damit, ob oder ob nicht trainiert werden soll; vielmehr *wie* man es
tun soll. Der heutige Fitness-Sportler wird bombardiert mit häufig verwir-
renden Ansichten über Trainingsformen. Es gibt viele Wege zur Fitness
und eine Vielzahl von Zubehör. Manchmal kann es schon anstrengend
sein, nur herauszufinden, wie man trainieren soll; so sollte es aber nicht
sein. Die Grundprinzipien des Trainings sind so einfach, daß sie auf der
Hand liegen.
Überlegen Sie einmal, daß keine zwei Menschen, noch nicht mal eineiige
Zwillinge genau gleich sind; das führt zum ersten Grundprinzip des Trainings.

Fitness ist individuell

Mit anderen Worten: Eine Übung, die für eine bestimmte Person sinnvoll ist, muß nicht unbedingt für jeden geeignet sein. Bei Berücksichtigung des Umfelds, des Gesundheitszustands, des Alters, des Geschlechts, der Vererbung oder psychologischer Faktoren wie Interesse oder Motivation gibt es wohl keine Übung, die jedermanns persönliche Erfordernisse erfüllt. Laufen und Joggen z. B. sind höchst populär und werden als die ideale Trainingsform propagiert. Parks sind schon früh am Morgen mit Joggern gefüllt. Meldungen zu Marathonrennen gehen bis in die Tausende. Weltrekorde im Laufen werden kontinuierlich eingestellt oder verbessert. Aber ist Laufen wirklich so ideal, wie die Gurus es proklamieren. Joggen und Laufen sind hervorragende kardiorespiratorische (Herz-Lungen-) Übungen. Sie steigern die Ausdauer, die Bestandteil der allgemeinen Fitness ist. Aber gerade wie ein Werkzeug nicht für alle Zwecke gebraucht werden kann, ist auch Laufen keine universelle Übung. Laufen trägt wenig zur muskulären Kräftigung bei, im Gegenteil, es kann sich sogar nachteilig auswirken. So kann die Beweglichkeit durch Laufen negativ beeinflußt werden.

Ähnlich bauen Krafttraining und alle seine modernen Variationen, inklusive den Übungen an vielen verschiedenen Kraftmaschinen, zwar muskuläre Kraft auf, aber die Funktionen der inneren Organe, die so wichtig sind für die umfassende Fitness, profitieren wenig davon.

Keine dieser traditionellen Trainingsformen ist perfekt. Aber sie sind, mit wenigen Ausnahmen, auch nicht alle völlig falsch (wir werden darüber später mehr erfahren). Laufen hat seine Vorteile genauso wie Gewichtheben, isometrische und isokinetische Übungen, fernöstliche Sportarten wie Yoga, Dehnungsübungen, auch verschiedene Formen des Tanes, genauso wie die meisten körperlichen Arbeiten, Sport oder Spiele. Das führt uns zum zweiten Grundprinzip des Trainings:

> **«Es gibt keine Übung, die nur positive Wirkungen hat, und es gibt wenige, die keinen Nutzen haben.»**

Ideal ist es herauszufinden, was Ihnen am besten liegt, und nur das zu tun. Sie können sich Ihr eigenes ‹Übungsgebräu› zusammenstellen, gerade so wie ein guter Koch ein erlesenes Gericht kreiert, ein bißchen von diesem, ein bißchen von jenem, usw.

Wenige Menschen haben jedoch Zeit zu experimentieren, und anders als beim Kochen zeigen sich die Ergebnisse des Experiments vielleicht erst nach Wochen, Monaten oder sogar Jahren. Also weshalb das eigene Menü zusammenstellen, wenn man sich ein Kochbuch kaufen oder noch einfacher um die Ecke ins nächste Restaurant gehen kann.

Dieser entscheidende erste Teil «Wie wird's gemacht?» ist der Inhalt dieses Buches. Der zweite Teil besteht in der Versuchung, sich auch ohne großen Aufwand zu verbessern. Gibt es da nicht irgendeine Abkürzung? Aber trotz aller Ideen, die zur Zeit auf dem Fitness-Markt angeboten werden, ist die Antwort «Nein». Das ist das dritte Grundprinzip für das Training:

Es gibt keine Abkürzungen in der Natur, Training ist dabei keine Ausnahme

Um fit zu werden oder den Fitness-Standard zu halten, muß trainiert werden, und der ‹Profit›, den Sie erreichen, ist abhängig von Art und Anzahl der Übungen, die Sie machen. Es ist ganz einfach: Sie bekommen das, wofür Sie ‹bezahlt› haben.

Für den Großteil der Trainierenden sind folgende Aspekte von Training limitierend: «Wie wird's gemacht, und wieviel Zeit benötigt es?»

«In der Nachbarschaft gibt es keine Gelegenheit zu trainieren» oder «Ich habe keine Zeit dafür» sind nicht nur faule Ausreden, sondern auch oft gerechtfertigte Gründe. Wohnen Sie in der Stadt, dann wissen Sie, wie gestresst das Leben dort ablaufen kann. Neben der täglichen Arbeit und den Anfahrtswegen scheint es oft sehr wenig Zeit für etwas anderes zu geben. Für die meisten Leute ist Zeit knapp bemessen. Das führt uns zum vierten Grundprinzip des Trainings:

Training sollte effizient sein

Mit einem Minimum an Zeitaufwand sollte ein Maximum an Wirkung erzielt werden. Alle anderen Aspekte von Training wie z. B. die Intensität, Häufigkeit und Dauer finden sich automatisch, wenn das Training nur effizient genug ist.

Letztendlich können auch Geschicklichkeit und Leistungsvermögen den individuellen Nutzen des Trainings einschränken. Radfahren, Schwimmen, Skilanglauf sind hervorragende Ausdauerübungen. Aber sie alle benötigen eine sportliche Technik, die man erst erlernen muß. Gehören Sie also in einer Sportart nicht zu den Geschicktesten, könnte der Nutzen für Sie eingeschränkt sein.

Manchmal ist das bloße Leistungsvermögen der am stärksten limitierende Faktor. Z. B. die traditionellen «Dips» am Barren, bei denen das Körpergewicht allein durch Armkraft gehoben und gesenkt wird, ist eine hervorragende Übung für die Oberarm- und Oberkörpermuskulatur. Aber auch starke Personen können u. U. nur einen Dip durchführen. Selbst der stärkste Athlet kann mit einem verletzten Arm diese Übung nicht durchführen, ganz einfach weil man dazu zwei Arme benötigt. Solche Einschränkungen führen zum fünften Grundprinzip des Trainings:

▌ Training sollte zu den vorhandenen Fähigkeiten und dem Leistungsvermögen passen

Mit dem Alter verändern sich auch Gesundheit und Aktivität, deshalb sind Fähigkeiten und Leistungsvermögen relativ. Kraft z. B. nimmt für gewöhnlich während der Kindheit zu, hat ihren Höhepunkt in den Zwanzigern und nimmt danach langsam wieder ab. Krankheit, Verletzung oder Inaktivität können die Kraftfähigkeiten vermindern. Auf der anderen Seite könnte ein Wechsel von einem gesetzteren Lebensstil zu einem aktiveren Kraft aufbauen. Ähnlich lernen Kinder körperliche Fähigkeiten viel schneller als Erwachsene. Aber auch Menschen im mittleren Lebensalter sind immer noch in der Lage, neue körperliche Fähigkeiten aufzubauen. Das bedeutet, daß keine Übung, die eine bestimmte Fähigkeit oder ein bestimmtes Leistungsvermögen fordert, immer gleich effektiv ist, nicht einmal für ein und dieselbe Person.

Sequenztraining wurde so konzipiert, daß es all diesen Grundprinzipien gerecht wird. Es

● ist zugeschnitten auf individuelle Fitnessbedürfnisse;

● verbindet das Beste aus vielen Übungen und trainiert Ausdauer, Kraft und Beweglichkeit;

● ist umfassend und sorgt dafür, daß alle größeren Muskelgruppen des Körpers durchtrainiert werden;

● ist effizient, man braucht wenig Zeit bei optimalem Nutzen;

● paßt sich den jeweiligen Möglichkeiten und dem Leistungsvermögen gut an.

Sequenztraining ist nach der Art und Weise benannt, wie man es macht. Verschiedene größere Muskelgruppen des Körpers werden in einer bestimmten «Sequenz» trainiert. Erst die größten Muskelgruppen des Körpers, nämlich die der Beine und der Hüften; danach eine größere Muskelgruppe weit entfernt von den Beinen und den Hüften, gewöhnlich jene des Oberkörpers und der Arme; dann wieder eine Muskelgruppe, die von diesen entfernt liegt, wie z. B. die Bauchmuskeln. So wird der Körper systematisch in einer Art *Zickzackkurs* durchtrainiert. Immer arbeitet eine Gruppe größerer Muskeln, während eine andere Gruppe sich erholen kann. Um auch die Ausdauer zu trainieren, werden zwischen den einzelnen Übungen keine Pausen gemacht.
Der menschliche Körper ist in der Lage, sehr viele verschiedene Bewegungen durchzuführen. Im Prinzip sollte es also möglich sein, verschiedene Übungen in einer Übungssequenz zu vereinigen. Aber in der Praxis braucht man nur fünf verschiedene Übungen, um die größten Muskel-

gruppen des Körpers durchzuarbeiten. Mit weniger als fünf Übungen hat eine belastete Muskelgruppe nicht genügend Zeit, sich vor der nächsten Belastung zu erholen. Bei einer größeren Anzahl von Übungen könnte eine gerade belastete Muskelgruppe zu sehr abkühlen, bevor sie wieder trainiert wird. Das würde nicht nur die Trainingseffizienz mindern, sondern auch die Möglichkeit einer Verletzung begünstigen. Außerdem sind fünf Übungen leicht zu behalten, und genau aus diesen Gründen ist diese Anzahl ideal.

Jede Muskelgruppe des Körpers ist in der Lage, viele verschiedene Bewegungen auszuführen. So könnte man sich unterschiedliche Gruppierungen dieser Übungen vorstellen. Allerdings gibt es für jede Muskelgruppe ein ganz spezifisches Bewegungsmuster und ein oder zwei zusätzliche, weniger übliche Muster. Deshalb ist es möglich, mit drei Sequenzen alle wichtigen Körperbewegungen zu erfassen.

Die erste Sequenz, die Basissequenz, trainiert die Hauptkörpermuskulatur durch Bewegungen, die denen ähnlich sind, die wir auch im Alltag und in den meisten Freizeitsportarten durchführen. Die zweite und dritte Sequenz trainieren die Muskeln in Bewegungsumfängen, die spezielleren Aktivitäten zugute kommen.

Weil die erste Übungssequenz am ehesten mit den täglichen Aktivitäten übereinstimmt, ist diese am leichtesten durchzuführen. Man braucht keine Trainingserfahrung. Darüber hinaus ist die erste Trainingssequenz auch die sicherste. Eine nicht ganz korrekt ausgeführte Übung führt kaum zu Schäden, und die Gefahr einer Überlastung ist ziemlich klein. Für die meisten Menschen ist diese erste Trainingssequenz ausreichend, um Allround-Fitness von Kopf bis Fuß zu erreichen. Die Übungen der zweiten und dritten Sequenz erweitern die erste, können sie jedoch nicht ersetzen. Ihre Übungen belasten viele der Muskeln, die auch in der ersten Sequenz trainiert werden, aber sie beinhalten dabei auch komplexere Bewegungsvollzüge. Deshalb benötigt man dazu Trainingserfahrungen, die man am besten in der ersten Trainingssequenz sammelt.

Es gibt drei verschiedene Wege, um Sequenztraining durchzuführen:
– ohne Ausrüstung oder Geräte (S. 55–72),
– mit herkömmlichen Geräten wie Gewichten oder anderen Krafttrainingsgeräten (S. 75–93),
– mit den Sequenztrainingsgeräten (S. 95–129).
Bei diesen drei Formen gibt es keinen graduellen Unterschied. Es sind einfach unterschiedliche Wege in Abhängigkeit von der Ausrüstung, die zur Verfügung steht.

Freies Sequenztraining ohne Geräte hat den großen Vorteil, daß man es überall tun kann. Der einzige Nachteil ist, daß es ohne Gerät viel leichter passieren kann, eine Übung unkorrekt oder unvollständig auszuführen, so daß das Training eher von der persönlichen Geschicklichkeit und dem Wollen der jeweiligen Person abhängig ist. Das Sequenztraining mit konventionellen Geräten und Krafttrainingsgeräten hat den Vorteil, daß man es überall da tun kann, wo solches Gerät vorhanden ist. Aber es verlangt, um eine exakte Ausführung zu gewährleisten, mehr Geschicklichkeit und Erfahrung als das freie Training. Für Athleten mit Wettkampfambitionen verbirgt sich jedoch ein Vorteil in dieser Trainingsform. Das Arbeiten mit freien Gewichten trainiert zusätzlich die Koordinationsfähigkeit.

Die optimale Form jedoch ist das Sequenztraining mit den Sequenztrainingsgeräten. Jeder einzelne Apparat ist so konzipiert, daß er einen bestimmten Teil des Körpers anspricht. Um diesen spezifischen und scharf umrissenen Effekt zu erreichen, schreibt der Apparat die Bewegung vor. Machen Sie also die Übung korrekt, können Sie nicht ‹schummeln›. Sie werden so am meisten profitieren. Der Körper, speziell der Rücken, ist bestens unterstützt, wodurch die Gefahren, die beim Gebrauch von freien Gewichten auftreten können, eleminiert werden. Es gibt kaum etwas zu lernen, da die Geräte praktisch selbst instruieren. Der einzige Nachteil ist natürlich, daß diese Trainingsgeräte noch nicht überall verfügbar sind, es werden aber zunehmend Studios damit ausgestattet.

Sequenztraining basiert auf den Prinzipien der Physiologie, der Fitness und des Trainings, die in Kapitel 2 dargestellt werden. Wenn Sie also gerade damit anfangen zu trainieren oder Ihr Wissen über Training wieder auffrischen wollen, lesen Sie Kapitel 2. Sind Sie jedoch genügend mit dem Basiswissen vertraut, werden Sie vielleicht lieber direkt zu den Übungen übergehen, die Sie in Kapitel 3 finden.

Kapitel 1:
Was man über Training und Fitness wissen sollte

Die bedeutungsvollste Investition für Gegenwart und Zukunft ist die in sich selbst. Diese Investition sollte nach den persönlichen Bedürfnissen ausgerichtet sein, nicht nach einer Idealvorstellung von menschlicher Leistung. Bedenken Sie nur einmal, wie oft sich die Ideale des menschlichen Aussehens geändert haben. Wenn Sie z. B. zu der Generation gehören, die sich an die 50er Jahre erinnern kann, werden Sie sich sicher an die lasche oder sogar negative Einstellung erinnern, die man gegenüber Frauensport hatte. Diese Einstellungen haben sich heute gänzlich geändert. Heute variieren die Ideale von den fast mager zu nennenden Topmodels bis zu den scharf definierten Gestalten der Bodybuilder beiderlei Geschlechts. Es gibt keine perfekte menschliche Form.
Daher ist das Ziel der wahren Fitness ein sehr persönliches. Es ist schon richtig, daß Fitness für verschiedene Leute ganz verschiedene Dinge beinhaltet. Aber lassen Sie uns versuchen, das Wort Fitness so zu definieren, wie wir es gebrauchen.

Zum ersten sind gute Gesundheit und Fitness nicht dasselbe: Ihr Arzt kann Ihnen eine gute Gesundheit bescheinigen, und trotzdem können Sie ziemlich wenig fit sein. Die fittesten Olympiaathleten haben eine Tendenz zu Verletzungen und sind genauso von Krankheiten gefährdet. Fitness und Gesundheit gehen Hand in Hand, aber sie sind keine Äquivalente.

Zum zweiten ist es viel besser, etwas pummelig und fit zu sein, als mager und unfit. Mit anderen Worten, die wahre Fitness hat wenig damit zu tun, abzunehmen und ein Minimum an Gewicht oder das Idealgewicht zu erreichen. Zwar sind fitte Leute selten dick, was aber nicht heißen muß, daß alle durchschnittsgewichtigen oder schlanken Leute fit sind.

Zum dritten beruht Fitness auf vielen verschiedenen körperlichen Attributen. Man benötigt mehr als ein Talent, eine besondere Übung oder die Verbesserung einer Fähigkeit, um sich seiner Fitness sicher zu sein. Es gibt enorm starke Gewichtheber, die nicht in der Lage sind, um einen Häuserblock herumzulaufen, um den Bus zu erreichen. Es gibt Weltklasse-Marathonläufer, die noch nicht einmal in der Lage sind, ihr eigenes Körpergewicht zu stemmen. Viele Leute haben auf Kosten von anderen Komponenten eine Komponente von Fitness überbetont. Für die meisten von uns jedoch ist die beste Fitness eine optimale Mischung aus vielen Faktoren.

Fitness ist notwendig

Wie ausreichendes Essen, genügend Schlaf und Gesundheit ist Fitness etwas Grundlegendes, das der menschliche Körper braucht, um ordentlich zu funktionieren. Aber sie ist eine subtile und oft vernachlässigte Notwendigkeit, und das aus dem einfachen Grunde, weil unserem Körper der Fitnessverlust nicht signalisiert wird. Unser Hirn produziert Hungergefühle, wenn wir Nahrung brauchen, Müdigkeit, wenn wir Schlaf brauchen, und Unbehagen, wenn wir verletzt oder krank sind. Leider gibt es keine Signale, die uns irgend etwas über Fitnessverluste anzeigen, selbst wenn wir so stark wären, daß es für unseren Körper gefährlich würde. Erst wenn der Schaden schon besteht, wie z. B. bei muskulärer Degeneration, die zu allgemeinen chronischen Schmerzen und vielen Einschränkungen führt, werden Signale ausgesandt. Unser Bewußtsein ist einfach nicht darauf eingestellt, uns irgend etwas über unseren aktuellen Fitness-Status zu melden. Deshalb müssen wir als zivilisierte Menschen uns der Fitness dadurch nähern, daß wir darüber nachdenken, sie analysieren und uns für Wege entscheiden, sie zu erreichen.
Viele Bücher über Fitness steigen tief in die Physiologie und die Komplexität des menschlichen Bewegungsapparates sowie in das Abwägen von Kalorien, von Dauer und Häufigkeit der Übungen ein. Ein kleiner Teil dieser Informationen ist gut. Er hilft ein wenig dabei, die Auswirkungen

des Trainings auf den eigenen Körper zu erkennen, bevor sie augenfällig werden. Natürlich hilft das ganze Wissen um die Wissenschaft nicht, wenn Sie nicht trainieren. Die Trainingslehre ist in etwa so mit dem Training selbst korreliert wie die Speisekarte in einem Restaurant mit den Menüs, die später serviert werden. In dem gesamten Fitness-Schema ist die psychologische oder emotionale Phase – der kritische erste Schritt zu entscheiden, in ein Restaurant zu gehen und die Speisekarte in die Hand zu nehmen, oft der wichtigste. Deshalb ist hier der Punkt, um zu beginnen.

Jahrelange praktische Erfahrung in Physiotherapie und Rehabilitation haben uns überzeugt, daß bei der Fitness die Emotionen die Vernunft immer überlagern. Die Menschen haben schon immer unter emotioneller Spannung, meistens unter Angst, gelebt. Selbst in der modernen Zivilisation ist Angst immer noch die stärkste Ursache für Stress. Psychologen lehren uns, daß stressfreies Leben das letztlich zu erreichende Ziel ist. – Diese Ansichten stehen zur Diskussion. Ein wenig Stress kann gut für Sie sein. Herzattacken und selbst Verletzungen oder Krankheiten haben mehr Menschen dazu gebracht zu trainieren, als sämtliche intellektuelle Aufforderungen es je vermocht hätten. Man bedenke, wie oft man davon gehört oder darüber gelesen hat, daß berühmte Athleten nur deswegen angefangen haben, Sport zu treiben, um sich von einer Krankheit in der Kindheit zu erholen. Die Botschaft ist klar. Auch wenn Sie keine Absichten haben, künftig Lorbeeren zu ernten, sollten Sie Ihren Gefühlen gegenüber Ihrer eigenen Fitness Gehör schenken. Achten Sie auch auf Gefühle, die weniger intensiv sind wie z. B. das leichte Unbehagen, das Sie befällt, wenn Sie herausfinden, daß etwas, was Sie früher mit Leichtigkeit absolvierten, heute nur noch mit Mühe zu bewältigen ist. Diese Gefühle sind überzeugender als alles, was in Büchern oder Artikeln über Fitness geschrieben wird.

Als Physiotherapeuten empfehlen wir Sequenztraining allen unseren Patienten. Ungefähr 40 % all derjenigen, die regelmäßig mit unserem Sequenztrainingssystem arbeiten, haben es als Patienten begonnen. Die Zahlen sind bemerkenswert, aber wir glauben nicht, daß man erst durch eine Verletzung zum Fitnesstraining kommen sollte. Viele der Schäden, die von Physiotherapeuten behandelt werden, sind Folge von Mißbrauch, speziell Mißbrauch von Muskeln und verwandter Strukturen, die zu Schmerzen im unteren Rücken, zu Nackenschmerzen oder Kopfschmerzen führen.

Früher oder später leidet fast jeder von uns einmal an irgendeiner Form von Rückenschmerzen. Neben der individuellen Misere ist der Rückenschmerz auch eine sehr kostenintensive Krankheit. In vielen Industrieländern ist der Rückenschmerz die führende Ursache für Krankschreibungen. In einer Langzeitstudie in einer schwedischen Elektrofabrik stellte man fest, daß 70 % der Arbeiter an Knochen- und Muskelbeschwerden litten und deswegen für längere Zeit krank geschrieben wurden. Leider gibt es keine Statistiken, die zeigen, welchen Einfluß Fitnesstraining hier hätte. Aber nachdem wir Tausende von Fällen von Rückenschmerzen behandelt haben, glauben wir, daß so ein Training hilfreich wäre. Durchtrainierte Menschen erleiden weniger oft Schäden und erholen sich rascher von Unpäßlichkeiten oder Unfällen, sowohl physisch als auch psychisch, als weniger durchtrainierte.

Das Bewerten von Fitness ist relativ. Man sollte fit genug sein, um die Erfordernisse des Alltags meistern zu können. Aber es gibt einige notwendige Forderungen: So sollten z. B. die Bauchmuskeln stark genug sein, um den Oberkörper im Vergleich zum Unterkörper stabilisieren zu können. So wird Rückenschmerzen vorgebeugt.

Das Herz ist eine muskelgetriebene Pumpe, die Hunderttausende Male pro Tag schlägt und so das Blut durch Tausende Kilometer von Adernetzen pumpt. Es liegt auf der Hand, daß ein besser trainierter Herzmuskel Ihnen besser dienen wird. Genauso verhält es sich auch mit den anderen Teilen des Körpers. Die Fitness unterstützt eine gesunde Funktion, und diese wiederum ist hilfreich für die Gesundheit im ganzen.

Die Begriffe Fitness und Gesundheit sind nicht synonym zu gebrauchen. Das Gesundheitskonzept, wie es in Schulen gelehrt, von den Medizinern praktiziert und vom Gesundheitsamt verwaltet wird, beruht auf der medizinischen Definition: Abwesenheit von Krankheit. Dies vielleicht, weil die Medizin schon immer krisenorientiert war; aber das Bild ändert sich. Ein weiter gefaßtes Verständnis von Gesundheit entsteht. Fitness ist bereits ein Teil der weiteren Definition von Gesundheit geworden. Bedenken Sie die Extreme, die wir sehen. Fitness, Krafttraining und Jogging werden immer populärer, auf der anderen Seite ist aber auch Fettleibigkeit ein wachsendes Problem. Mehr und mehr Mittel werden jetzt auch der Forschung zu diesem Thema zur Verfügung gestellt. Die Teilnehmerzahlen bei Marathonläufen, Ausdauersportarten oder anderen Aktivitäten nehmen zwar zu, aber genauso steigt die Anzahl der passiven Zuschauer und TV-Sportler. Auf der einen Seite wächst das öffentliche Interesse an den Grundlagen guter Ernährung, aber auf der anderen Seite steigt auch der Konsum von «Fast-Food».

Skeptiker stellen oft die Frage nach dem Wert des Trainings und seinem Produkt, der Fitness. Sie argumentieren, daß es keine Statistik gäbe, die beweisen würde, daß Fitness das Leben verlängert. Unglücklicherweise ist es so, daß Statistiken tatsächlich keine Informationen über den Wert der Fitness enthalten. Aus den Durchschnittszahlen läßt sich leider nichts ablesen. Denn genausowenig wie die Durchschnittsgröße der Bevölkerung einer Stadt darüber Auskunft geben kann, ob irgend jemand groß genug wäre, um z. B. in der Basketball-Bundesliga zu spielen, zeigen uns Lebenserwartungs-Statistiken, wie die Menschen leben. Die Qualität des Lebens kann eben nicht in einer einfachen Durchschnittszahl ausgedrückt werden.

Sportmediziner und Therapeuten wissen schon lange, und der medizinische Berufsstand im allgemeinen beginnt es langsam zu realisieren, daß viele Krankheiten, denen man oft medizinische Ursachen zugrunde legte, einfach auf einen Mangel an Fitness zurückzuführen sind. Auch der große Zuwachs der Rehabilitationsmaßnahmen nach Herzinfarkten z. B. zeigt an, daß die Statistiken schon bald revidiert werden müssen. Es besteht die Möglichkeit, daß Fitness das Leben verlängert. Ganz sicher jedoch ist, daß es zur verbesserten Qualität des Lebens beiträgt. Historische Parallelen unterstützen diesen Gesichtspunkt: Seit über 5000 Jahren empfiehlt die traditionelle chinesische Medizin eine Kombination aus Training und ausgewogener Diät für eine gute Gesundheit. Die heutige Popularität der traditionellen asiatischen Körperkünste ist nichts anderes als eine moderne Anerkennung der Weisheit dieser Idee.

Zum Thema Körpergewicht

Heutzutage ist es kaum noch möglich, ein Magazin oder eine Zeitung aufzuschlagen, ohne darin einen Artikel oder eine Anzeige für Diäten, spezielle Nahrung, Studios oder Ratschläge zu finden, die alle mit dem Versprechen gekoppelt sind, Gewicht zu reduzieren. Begriffe wie «richtiges Gewicht» und «Übergewicht» sind Teile des täglichen Wortschatzes. Gewicht ist zu einem gewichtigen Thema geworden.

Das Problem existiert, aber die Betonung auf Gewicht führt in die falsche Richtung. Zum ersten ist die Bezeichnung «richtiges Gewicht» ein zweischneidiger Ausdruck. Richtiges oder ideales Gewicht bedeutet ein Gewicht, das auf einer Tabelle abgelesen zu einer bestimmten Körpergröße paßt. Die Tabellen werden oft von Gesundheitsämtern oder Versicherungsgesellschaften zusammengestellt und basieren auf den Durchschnittswerten einer großen Population. Es fließen genetische Faktoren, Ernährungsstandards und häufige Gewohnheiten genauso ein wie bloße Kilowerte. Manche nehmen noch individuelle Körperstrukturen – Statur oder Bau – mit in die Rechnung.

Übergewicht ist ein strapaziertes Wort, und da es hauptsächlich für Menschen angewandt wird, die für ihren Körperbau mehr Masse haben als der Durchschnitt, führt es in die falsche Richtung. Sie sind diejenigen, von denen man sagt, sie seien dick. Aber hier schleicht sich schon der Fehler ein.

Z. B. sind olympische Gewichtheber sehr massig für ihre Körperstruktur. Sie weichen also vom ‹richtigen› Gewicht ab. Sind sie übergewichtig? Kaum! Das bedeutet, daß Fett nicht das einzige Problem ist. Ein Problem ist es, wenn es an Muskeln fehlt, um das Fett zu stützen, das gilt auch z. T. für weniger Dicke. Tatsache ist, daß viele Menschen, die exakt ihr richtiges, ideales Gewicht haben, unter Umständen schlimmer ‹dran› sind als etwas fülligere Menschen, auf die die vorschnelle Beurteilung übergewichtig angewandt wird.

Die beste Maßzahl ist die Relation von Fett zum Muskelgewebe im Körper, wobei der Fettanteil normalerweise bei Frauen bei 20–25 Prozent und bei Männern bei 10–15 Prozent liegt, abhängig von genetischen, anthropologisch-historischen, ethnologischen und psychologischen Faktoren sowie individuellen Ernährungsgewohnheiten. Menschen im mittleren Alter, die stolz darauf sind, das Gewicht ihrer Jugend gehalten zu haben, könnten sich damit leicht selbst belügen. Werden sie im fortgeschrittenen Alter weniger aktiv, benützen sie ihre Muskeln weniger. Das führt dazu, daß die Muskelmasse sich vermindert. Das Gewicht bleibt nur konstant, weil der Verlust von Muskeln durch Fett ersetzt wird. Sie gewinnen also Fett und verlieren Muskeln. Sie könnten also schon überfett sein, bevor die Waage Ihnen anzeigt, daß Sie übergewichtig sind.

Mit andern Worten, nicht Übergewicht, sondern Überfettung ist das größte Gewichtsproblem. Daran liegt es auch, daß die meisten Diäten und Gewichtsreduktions-Schemata scheitern. Jede durch sie in Erscheinung tretende Gewichtsreduktion vermindert beides, Fett und Muskeln. Selbst komplettes Fasten hat keine lang anhaltende Gewichtsreduktion zur Folge, wenn nicht nach dem Fasten die gewohnte Essensmenge reduziert und das Ernährungsverhalten umgestellt wird. Zuviel Fett drückt sich in Prozentzahlen aus, nicht nur auf der Waage. Sie tragen es mit sich herum, bis Sie etwas dagegen tun.

Nachstehend wird beschrieben, wie das geht und was man tun kann:

● Fett ist wichtig für den Körper. Es speichert Energie.

● Wenn Sie die Energie, die Sie gespeichert haben, nicht nutzen, wird das Speichervermögen ausgebaut. Übervolle Speicher machen Sie überfett.

● Um diesem Aufbau vorzubeugen, müssen Sie Ihre Speicher in dem Maße, in dem sie gebildet werden, ausnutzen. Um überflüssigen Speicherraum zu entfernen, müssen diese geleert werden, und damit sie sich nicht wieder sofort aufbauen, muß die Zufuhr beschnitten werden.

● Training verbraucht Energie. Ausreichend und regelmäßig ausgeführt, zieht es Energie aus dem überschüssig gespeicherten Fett. Eine darauf abgestimmte Diät verhindert, daß das Körperfett sich wieder ansammelt.

● Eine Kombination aus regelmäßigem Training und fein abgestimmter Diät ist der beste Weg, das Körperfett und damit das Gewicht zu kontrollieren.

Es gibt drei verschiedene Wege, um den prozentualen Fettanteil im Körper zu bestimmen: chemische oder radiographische Analysen, Wiegen unter Wasser und die Hautfaltenmessung.

Chemische Analysen beruhen auf den unterschiedlichen chemischen Zusammensetzungen von Fett oder anderen Körpergeweben. Fortgeschrittene medizinische radiographische Verfahren wie z. B. die Computertomographie werden auch benutzt, um sich ein Bild von der Menge und der Verteilung von Fett im Körper zu machen. Diese Messungen sind sehr genau, aber arbeitsintensiv und teuer und deshalb nur gut ausgerüsteten Hospitälern oder wissenschaftlichen Laboratorien zugänglich. Wiegen unter Wasser und Hautfaltenmessungen sind dagegen einfach.

Wiegen unter Wasser basiert auf der Tatsache, daß Fett und anderes Körpergewebe unterschiedliches spezifisches Gewicht haben. Fett ist leichter als Wasser und schwimmt, Knochen, Muskeln und innere Organe sind schwerer und sinken. Daher ergibt das Wiegen in und außerhalb des Wassers mit einem Korrekturfaktor, der den Luftgehalt der Lungen unter Wasser berücksichtigt, eine recht genaue Messung des prozentualen Fettanteils des Körpers.

Hautfaltenmessung: Da ein großer Teil des Körpers aus Fett besteht, das subkutan (unter der Haut) verteilt liegt, kann man mit dem Greifen einer Hautfalte eine gute Schätzung des Körperfettes vornehmen. Sie können leicht selbst Ihr eigenes subkutanes Fett testen. Nehmen Sie einmal die Haut an der Unterseite Ihrer Unterarme zwischen zwei Finger. Sie werden feststellen, daß es eine relativ dünne Hautfalte gibt, da gerade an den Unterseiten der Unterarme das subkutane Fettgewebe äußerst gering ausgeprägt ist. Jetzt versuchen Sie das gleiche mit der Haut in der Umgebung des Oberarmes oder des Oberschenkels. Sie werden leicht feststellen, daß die Falte dicker ist als an Ihrem Unterarm. Die größere Dicke läßt so auf eine größere Schicht subkutanen Fettgewebes schließen. Es gibt Hautfaltenmesser, die an bestimmten Punkten des Körpers genau die Dicke der Hautfalten messen. Ausgehend von diesen Messungen und dem Körpergewicht kann man die prozentualen Anteile des Körperfettes berechnen.

Aber die Messung des prozentualen Anteiles von Fett in Ihrem Körper ist nicht so leicht, wie auf die Waage zu steigen. Sie können den prozentuellen Fettanteil leichter verfolgen, indem Sie ihn über den Schweb- oder Hautfaltentest schätzen. Das sind vereinfachte Versionen des Wiegens unter Wasser und des Hautfaltentests.

Schwebtest: Versuchen Sie in ruhigem Wasser zu treiben. Je höher Ihr Fettanteil ist, desto besser werden Sie schweben. Sinken Sie schnell trotz einer guten Luftfüllung Ihrer Lungen, sind Sie wahrscheinlich sehr schlank oder sogar mager und haben weniger Körperfett als der Durchschnitt. Wenn Sie sofort auf dem Wasser treiben, während andere sich abmühen müssen, über Wasser zu bleiben, kann das bedeuten, daß Sie überfett sind. Auch Ihr Alter, Ihr Lungenvolumen, die Temperatur und der Salzgehalt des Wassers bestimmen Ihren Schwebegrad. Die beiden Extreme – schnell zu sinken oder leicht zu treiben – sind die beiden Endpunkte auf Ihrer persönlichen Fettprozent-Erfassungsskala. Benutzen Sie sie, um sich selbst zu beobachten. Sollten Sie plötzlich leicht an der Wasseroberfläche treiben, wie Sie es früher kaum konnten, dann hat sich etwas verändert, wahrscheinlich hat der Anteil des Körperfettes zugenommen.

Hautfaltentest: Ergreifen Sie eine Hautfalte an der Unterseite Ihres Unterarmes und vergleichen Sie die Dicke mit der Dicke einer ähnlichen Hautfalte irgendwo anders an Ihrem Körper, wie z. B. am Bauch oder am Hintern. Wiederholen Sie den Hautfaltentest periodisch, und Sie werden leicht eine Zu- oder Abnahme Ihres Fettprozentanteils feststellen. Sollte die Hautfalte an einem andern Punkt Ihres Körpers relativ zu Ihrem Unterarm zunehmen, sind Sie fetter geworden. Sollte sie abnehmen, haben Sie an Fett verloren.

Das große Problem mit Fett und seiner Kontrolle im Körper besteht darin, daß unser modernes Leben mit regelmäßiger Verpflegung die Form langfristiger Energiespeicherung überflüssig gemacht hat, diese aber natürlich biologisch immer noch funktioniert.
Die Art und Weise, wie unser Körper Fett speichert und es verbraucht, führt uns auf den richtigen Weg, dieses überflüssige Fett wieder loszuwerden. Der ärgste Feind, das subkutane Fett, ist nicht an einem speziellen Punkt im Körper konzentriert, es ist über den ganzen Körper verteilt. Deswegen ist es auch nicht möglich, es punktuell zu reduzieren. Es ist einfach nicht möglich, eine größere Muskelgruppe, wie z. B. die Arme oder die Beine, auszusuchen und das Fett nur um sie herum wegzutrainieren. Es gibt eine Menge anderer Schemata, die genausowenig wirken. Dampfbäder, Saunen und ähnliches vermindern kein Fett. Jede Gewichtsreduktion durch sie ist durch Wasserverlust zu erklären. Wenn man Ihnen Wasser entzieht, wiegen Sie weniger. Dazu kommt, daß Wasserverlust nicht nur das Fett ungestört läßt, es kann sogar sehr gefährlich werden. Schon ein Wasserverlust von nur zwei Prozent des Körpergewichts, das sind ungefähr 1½ Liter bei einer Person mit einem Durchschnittsgewicht von 75 kg, vermindert das körperliche Leistungsvermögen um ca. 20 %. Ein

weiterer Verlust von zwei Prozent halbiert das Leistungsvermögen. Jeder Bergsteiger oder Langstreckenläufer kann das bestätigen. Flüssigkeitsverlust kann ernste Folgen haben. Vermeiden Sie ihn!

Vibrationsmaschinen unterstützen die Durchblutung und helfen dabei, Muskeln zu lockern. Deshalb werden sie in der Therapie und bei Athleten angewandt, um Verletzungen zu behandeln. Vibrationen können unter Umständen auch zeitweise dazu beitragen, Gewebemassen zu reduzieren. Diese Maschinen wurden auch dazu benutzt, Fett zu entfernen. Sie können es nicht. Wenn sie es könnten, könnten Sie genausogut in Ihre Küche gehen, etwas Butter in eine Schüssel geben, die Schüssel heftig schütteln und so die Butter verschwinden lassen.

Elektrische Gürtel oder Auflagen, die Anwendung von Hitze, Druck oder mechanischen Stimulationen können zeitweise den Wassergehalt im Körpergewebe vermindern. Es kann so den Anschein haben, als wären sie in der Lage, bestimmte Körperformen zu verändern, z. B. die Taille oder den Hüftumfang. Aber wenn Sie die Behandlung stoppen, fließt das Wasser zurück.

Überflüssige Fettdepots können am schnellsten durch Training, das den ganzen Körper beansprucht, «verbrannt» werden. Wollen Sie also Gewicht verlieren, dann reduzieren Sie Ihre Kalorienaufnahme und beginnen Sie zu trainieren. Wir werden nicht näher auf die Art der Ernährung eingehen, weil dies nicht Thema dieses Buches ist. Aber wir werden Ihnen zeigen, daß es nicht unbedingt nötig ist, Ihre Ernährung zu ändern, um Gewicht zu verlieren, wenn Sie nur genug trainieren. Um das noch einmal zu wiederholen: Es ist besser, etwas füllig und fit zu sein als mager und unfit. Das Aussehen sollte nicht unbedingt Ihr Ziel sein.

Was zur Fitness dazugehört

Obwohl viele behaupten, daß gerade der Sport, den sie betreiben, die größte Fitness verlangt, ist die wahre Fitness nicht das Produkt einer einzigen Aktivität. Es gibt mehr als 600 verschiedene Muskeln im Körper, zusätzlich den Herzmuskel. Die meisten Übungen beanspruchen nur einen Bruchteil. Deswegen kann Fitness nicht an einer einzigen Fähigkeit gemessen werden. Viele Fähigkeiten sind daran beteiligt. Man unterteilt sie in drei größere Gruppen.

- Kardiorespiratorische (Herz-Lungen-)Kapazität und Effizienz
- Muskuläre Kraft und muskuläre Ausdauer
- Flexibilität / Beweglichkeit

Diese drei Komponenten sind durch eine gemeinsame Basis verbunden. Einige Autoren diskutieren die Komponenten getrennt voneinander, sie vergleichen den Menschen mit Autos und die Teile des menschlichen Körpers mit Teilen von Automobilen. Aber diese Übervereinfachung scheitert einfach deswegen, weil Autos eben nicht «individuell», d. h. unteilbar, sind. Sie werden aus Teilen zusammengesetzt, die man wieder ersetzen kann. Ein Fehler in einem Teil zieht nicht unbedingt auch in anderen Teilen Fehler nach sich. Der menschliche Körper ist weitaus komplexer, und selbst Ärzte haben noch viel über ihn zu lernen. Z. B. wirkt Akupunktur trotz aller Ablehnung durch viele Autoritäten der westlichen Medizin. Viele diagnostische Verfahren sind oftmals nicht in der Lage, den wahren Grund einer Krankheit zu erkennen.

Ausdauer, Kraft und Flexibilität sind miteinander verbunden. Der einzige Weg, um Fitness wahrhaft zu steigern, ist, alle Komponenten zu verbessern. Deshalb sollten Sie sich im folgenden immer daran erinnern, daß, wenn Sie von einem dieser drei Elemente lesen, die anderen beiden immer dabei sind.

Die kardiorespiratorische Kapazität und Effizienz ist ein Maß dafür, wie das Herz, die Lunge und das Kreislaufsystem arbeiten und den Körper mit Sauerstoff versorgen. Diese Fähigkeit heißt: aerobe Kapazität (aero: Luft und bios: Leben). Aerobe Kapazität hängt in erster Linie ab von der pulmonalen Ventilation, d. h., wieviel Luft Sie pro Minute atmen können; dem kardialen Ausstoß, d. h., wieviel Sauerstoff Ihr Herz pro Minute mit dem Blut weiterpumpen kann, und der Sauerstoff-Transportkapazität des Blutes, d. h., wieviel Sauerstoff das Blut zu den Muskeln und zu den anderen Stellen im Körper, wo es benötigt wird, tranportieren kann.

Der kritischste Punkt dieser drei Komponenten der aeroben Kapazität ist der kardiale Ausstoß. Dieser bildet sich zurück, wenn Ihre Fitness nachläßt, und verbessert sich wieder, wenn Sie trainieren. Selbst bei untrainierten Personen kann die pulmonale Ventilation in einem großen Bereich schwanken. Von wenigen Litern pro Minute – gerade so viel, wie man braucht, um auszuruhen oder zu schlafen – bis zu einem Vielfachen dieser Menge während des Trainings. Tatsächlich ist die Grenze der Lungenkapazität klar gezogen. Deshalb sind auch die Geschichten dieser Supermenschen mit Superlungen, die jeden anderen auch leistungsmäßig übertreffen, auch nur Geschichten. Ein Mensch mit großen Lungen müßte auch ein großes Herz und starke Muskeln besitzen, um solch eine ungewöhnliche Leistung möglich zu machen. Große Lungen allein würden das nicht vollbringen.

Die Sauerstoff-Transportkapazität des Blutes wächst nur langsam mit steigender Fitness (die Sauerstoff-Transportkapazität wird gemessen als die Differenz des Sauerstoffgehaltes des arteriellen und des venösen Blutes). Wenn Sie gesund sind, erledigt das Blut seine Aufgabe die meiste Zeit

gut, ob Sie fit sind oder nicht. Der kritische Faktor in der Sauerstoffglei-
chung bei der Ausdauer und in den anderen wichtigen Teilen der Allround-Fitness ist Ihr Herz, dieser kleine, faustgroße, hart arbeitende Muskel.

Oft wird gesagt, daß eine niedrige Pulsfrequenz ein Zeichen von Fitness
sei. Es ist wahr, daß gut trainierte Läufer und andere Ausdauerathleten
einen Ruhepuls haben, der von 34 bis 54 Schläge pro Minute mit einem
Median von ungefähr 40 variiert, aber die Ruhepulsrate, die Sie am besten messen, wenn Sie morgens kurz vor dem Aufstehen noch im Bett liegen, ist nur ein indirekter Indikator für aerobe Kapazität. Ihre Pulsrate
bei einer vorgegebenen Übungsintensität ist ein viel besserer Indikator für
Ihre Ausdauerfitness.

Personen	Sauerstoffverbrauch (ml/kg/min)
Durchschnittliche untrainierte Erwachsene	
Männer	36 oder weniger
Frauen	27 oder weniger
Durchschnittliche Sportstudenten	
Männer	58
Frauen	48
Weltklasse Marathonläufer und Skilangläufer	
Männer	85
Frauen	75
Durchschnittliche Erwachsene (20–30 Jahre)	
Vor Trainingsbeginn	34
Nach zwei Jahren Sequenztraining	56
Durchschnittliche Erwachsene (40–50 Jahre)	
Vor Trainingsbeginn	32
Nach zwei Jahren Sequenztraining	52

Die aerobe Kapazität kann am besten in einem leistungsphysiologischen Labor gemessen werden. Der zu Untersuchende läuft oder fährt Fahrrad gegen einen konstanten Widerstand bei maximaler Anforderung, während Meßinstrumente den Sauerstoffgehalt von eingeatmeter und ausgeatmeter Luft protokollieren. Andere einfachere Tests beinhalten den submaximalen Laufband- oder Fahrrad-Ergometer-Test, bei dem ein stabiler Puls bei vorgegebener Leistung geprüft wird. Diese Tests werden ab Seite 157 beschrieben. Immer wenn wir zum Training raten, testen wir vorher die aerobe Kapazität und wiederholen diese Tests periodisch, um die fortschreitende Verbesserung der Fitness zu dokumentieren. Nachfolgend einige unserer Daten zusammen mit einigen Durchschnitts- und Spitzenwerten.

Die Zahlen der Tabelle auf der vorhergehenden Seite zeigen uns zwei Dinge. Erstens: Aerobe Kapazität ist ein guter Indikator für Fitness. Die aerobe Kapazität ist niedrig, wenn die Werte in den unteren 30ern liegen, mittel, wenn die Werte in den mittleren 30ern liegen, und hoch, wenn die Werte in den 40ern oder darüber liegen. Man braucht schon das Trainingsaufkommen eines Weltklasse-Athleten, um es über 70 zu bringen. Zweitens: Aerobe Kapazität kann durch regelmäßiges Training verbessert werden. Dies konnte durch Messungen vor und nach zweijährigem, regelmäßigem Sequenztraining und der dadurch entstandenen drastischen Verbesserung nachgewiesen werden.
Für sich allein sagen die Zahlen dieser Tabelle nicht viel aus, aber sobald man sie mit Situationen des täglichen Lebens korreliert, zeigt sich ihre Wichtigkeit. Stellen Sie sich nur folgende Situation vor: Es soll eine körperliche Arbeit erledigt werden, und die Maschine, die diese Arbeit normalerweise durchführt, ist außer Betrieb. Stellen Sie sich weiter vor, daß die Aufgabe nur ein mittleres Kraftniveau erfordert – sagen wir ungefähr eine viertel Pferdestärke. Zwei Männer stehen zur Verfügung. Beide erscheinen durchtrainiert und wiegen je 84 kg. Beide erscheinen gleich stark und könnten die Arbeit mit Leichtigkeit vollbringen. Einer von ihnen hat eine aerobe Kapazität von 26 und der andere von 60. Welchen würden Sie für diese Arbeit auswählen?
Wenn Sie wissen, wieviel Sauerstoff die Körper verarbeiten können, können Sie leicht ihre Arbeitsfähigkeit ausrechnen. Ungefähr ¾ der Energie, die durch den Körpermetabolismus freigesetzt wird, wird gebraucht, um innere Abläufe zu gewährleisten, und als Hitze abgegeben. Nur ¼ dieser Energie ist für körperliche Arbeit verfügbar. Das bedeutet, daß der menschliche Körper auf einem Niveau von einer Pferdestärke betrieben werden muß, um eine ¼ PS fordernde Arbeit zu verrichten. Eine Pferdestärke ist gleichzusetzen mit der Energie von 10,7 Kalorien pro Minute. Die Aufnahme von einem Liter Sauerstoff stellt uns ungefähr 4,8 kg/cal

zur Verfügung (1 kg/cal = 1000 Kalorien; dies ist wiederum gleichzusetzen mit einer Ernährungskalorie). Aus den obengenannten Gründen ist leicht ersichtlich, daß die beiden Männer während der Arbeit konstant 2,2 Liter Sauerstoff pro Minute verarbeiten müssen. Mit einem Sauerstoffverbrauch, der auf 26 ml pro kg pro Minute beschränkt ist, kann der erste Mann gerade diese 2,2 Liter pro Minute verarbeiten. Er wird also auf voller Kapazität arbeiten und wahrscheinlich schon nach weniger als einer halben Stunde ermüden. Der zweite Mann ist jedoch in der Lage, mehr als 5 Liter Sauerstoff pro Minute zu verarbeiten. Mit 2,2 Liter pro Minute arbeitet er weit unter seiner maximalen Kapazität. Wenn man ihm jetzt eine oder zwei Pausen, etwas zu trinken und zu essen gibt, kann er auf diese Art und Weise den ganzen Tag arbeiten. In einer solchen Situation kommt eben die Fitness zum Tragen, die man nicht immer sieht, die innere Fitness.

Muskelkraft und Muskelausdauer addieren sich zu Muskelfitness. Die Muskelkraft ist das Maximum an Stärke, das ein Muskel oder eine Muskelgruppe aufbringen kann. Muskelausdauer ist die Fähigkeit eines Muskels oder einer Muskelgruppe, über eine lange Zeitperiode durchgehend zu arbeiten.

Muskelkraft ist wichtig für fast alle Dinge, die man tut. Viele andere Eigenschaften wie Schnelligkeit, Gleichgewicht, Geschmeidigkeit und Koordination sind von der Kraft abhängig. Die ideale Körperhaltung – das Halten einer Position, ohne zu ermüden und ohne daß Schmerz oder Unbehagen entstehen – hängt stark von muskulärer Kraft und Ausdauer ab. Kraft ist etwas, was jeder braucht. Um in athletischen Wettbewerben bestehen zu können, braucht man große oder spezifische Muskelkraft. Weniger, aber noch spezifischere Kraft brauchen Sie vielleicht in Ihrem Beruf. Wenn Sie in mittlerem oder höherem Alter noch aktiv bleiben wollen, sollten Sie bereits in jungen Jahren ausreichend Muskelfitness aufbauen.

Kraft ist notwendig, und es gibt wahrscheinlich mehr Mythen darüber als über eine andere physiologische Fähigkeit. Die drei bekanntesten Mythen beinhalten Stärke und Gesundheit, Stärke und Erscheinung und die relative Stärke von Männern und Frauen. Daß Stärke auch Gesundheit bedeutet ist, schon allgemeines Gedankengut, so daß Ausdrücke wie «starker Mann» oft auch Überlegenheit beinhalten. Kraft ist sicherlich sehr brauchbar, aber Kraft allein ist kein Indikator für Fitness oder Gesundheit. Sie können leicht Kraft entwickeln, ohne dabei die aerobe Fitness oder Flexibilität zu verbessern. Hier liegt die Gefahr dieser Mythen. Fitte Leute können sehr stark sein, aber nicht alle starken Menschen sind fit.

Stärke kann sich in massigen Muskeln und wohlgeformten Körpern ausdrücken. Einige Frauen werden dadurch abgeschreckt, weil sie denken, daß sie nach Beginn des Trainings aussähen wie die Männer. Einige Männer glauben, daß ohne ein kraftvolles Aussehen Stärke nicht möglich ist. Es gibt absolut keine Beweise, um diese sehr populären Mißverständnisse zu stützen. Selbst größte Kraft zeigt sich oft nicht. Gewichtheber und Schwerathleten gehören mit zu den stärksten Menschen. Sie sind ungewöhnlich kräftig, erscheinen aber manchmal nur einfach stämmig. Oder denken Sie an Turner, Eiskunstläufer und Ballettänzer. Auch sie müssen für ihre Größe sehr stark sein, um ihr Körpergewicht in ihrer extremen Art zu bewegen, was anderen unmöglich wäre. Sie besitzen beides: Muskelkraft, um ihre Kunststücke zu vollbringen, und Muskelausdauer, um sie viele Male reproduzieren zu können. Das zeigt uns, daß muskuläre Fitness sich nicht unbedingt auffällig im Erscheinungsbild des Körpers auswirkt. Das Fehlen muskulärer Fitness jedoch, der vorspringende Bauch, das Übergewicht, zeigt sich fast immer.

«Männer sind stärker als Frauen» ist eine Wahrheit mit vielen Qualitäten. Vor der Pubertät sind Jungen und Mädchen ungefähr gleich stark, danach gehen Jungen signifikant ‹in Führung›. Im erwachsenen Alter haben Männer ungefähr das Doppelte an Armkraft und 40% mehr Beinkraft als vergleichbare Frauen. Die durchtrainiertesten Männer haben aerobe Kapazitäten, die ungefähr 10–15% höher liegen als die der fittesten Frauen. Die stärksten Männer sind viel stärker als die stärksten Frauen. Aber nicht jede Frau ist schwächer als jeder Mann, weit gefehlt. Durchtrainierte Frauen können bei weitem stärker sein als weniger durchtrainierte Männer. Zu der Zeit, als dies geschrieben wurde, lag der Frauen-Marathon-Weltrekord bei ungefähr 2 Stunden, 20 Minuten. Und damit nicht weit entfernt von den 2 Stunden, 14 Minuten Qualifikationszeit der Männer für den olympischen Marathon. In allen athletischen Wettbewerben kommen die Leistungen der Frauen denen der Männer immer näher. Der Geschlechtsunterschied beginnt zu schwinden. Viele Frauen sind in der Lage, eine große Anzahl von Männern leistungsmäßig zu übertreffen, und sie tun es auch regelmäßig. Ein vielleicht etwas unerwartetes Ergebnis des Fitness-Zeitalters ist die Erkenntnis, daß körperliche Stärke nicht länger nur eine Bastion der Männer ist.

Beweglichkeit ist grundsätzlich durch die verschiedenen Gelenke eingeschränkt. Aber Knochen und Gelenke sind nicht der einzige limitierende Faktor. Wenn Sie sich jemals ein Skelett angesehen haben, haben Sie bemerkt, daß die Gelenke viel freier bewegt werden können als die entsprechenden Gelenke in Ihrem eigenen Körper. Auch Körpergewebe limitiert Flexibilität. Muskeln, Gelenkkapseln, Sehnen, die an den Knochen ansetzen, Bindegewebe, das die Muskeln bedeckt, können Bewegungen einschränken.

Im allgemeinen nimmt die Beweglichkeit mit dem Alter ab. Aber noch schneller nimmt sie durch Inaktivität ab. Für den Physiotherapeuten ist ein Mangel an Flexibilität oft das erste Zeichen einer inadäquaten Fitness. Athleten empfinden eine Einschränkung ihrer Beweglichkeit schon innerhalb kürzester Zeit: Wenn sie durch Krankheit, Verletzungen oder lange Reisen ihr Training oder ihre Aktivitäten unterbrechen, fühlen sie sich oft steif und weniger beweglich. Sie haben das Gefühl, sich wieder lockern zu müssen.

Aber ein Mangel an Flexibilität macht nicht nur steif, er kann auch schwerwiegende Probleme verursachen. Extremitäten oder Körperteile, die nicht in der Lage sind, ihren gesamten Bewegungsumfang nachzuvollziehen, verbrauchen, um dieses auszugleichen, für eine spezifische Arbeit mehr Energie.

Das Ergebnis zeigt sich in größeren Belastungen der Muskeln, Sehnen, Gelenke und sogar der Knochen. Deshalb begünstigt ein Verlust von Beweglichkeit die Chance einer Verletzung. Mangel an Beweglichkeit kann der Grund für viele Krankheiten sein. So ist Flexibilität ein vitaler Teil der Allround-Fitness.

Ein Blick ins Innere – die Muskulatur

Unser Skelett stellt eine Art Gerüst für die Muskeln dar, mit dem und gegen das die Muskeln arbeiten. Es sind die Muskeln, die unsere Körperhaltung aufrecht erhalten und unsere Bewegungen antreiben. Muskeln sind es, die uns zum Atmen bringen. Unser Herz ist eine muskelbetriebene Pumpe. Muskeln sind in alle menschlichen Aktivitäten eingebunden. Sie könnten noch nicht einmal dieses Buch lesen, wenn Sie nicht mit Hilfe Ihrer Augenmuskeln die Augenbewegungen kontrollieren könnten. Muskeln halten uns buchstäblich am Leben.

Der Körper hat drei verschiedene Arten von Muskelgeweben: glatte Muskulatur, meistens an den Wänden des Verdauungstraktes, des Ausscheidungstraktes und der Blutgefäße; Herzmuskeln an den Wänden des Herzens; Skelettmuskeln, die hauptsächlich dazu beitragen, Körperbewegungen zu kontrollieren. Die ersten beiden Typen, speziell der Herzmuskel, sind sehr wichtig für die Allround-Fitness. Die Skelettmuskeln hingegen sind mehr in die muskuläre Fitness eingebunden, wir meinen sie, wenn wir von Muskeln sprechen.

Anatomen unterscheiden 656 verschiedene Skelettmuskeln, und jeder hat seinen eigenen Namen. Im Durchschnitt stellen Skelettmuskeln ungefähr 40 % des Körpergewichtes der Männer und ungefähr 25 % des Körpergewichtes von Frauen dar.

Die Skelettmuskulatur ist die Antriebskraft der Bewegungen. Aber auch das Gegenteil ist wahr: Bewegung ist das, was den Skelettmuskel erhält und aufbaut. Ohne Bewegung, ohne Arbeit atrophiert die Muskulatur und schwindet dahin. Jeder, der je einen Gips am Arm oder am Bein hatte, weiß, daß, wenn der Gips entfernt wird, kaum noch etwas von der Muskulatur übrig zu sein scheint. Der einzige Weg, diese Muskeln wieder zurückzubekommen, ist, die Extremität wieder zu bewegen. Es gibt keinen besseren Beweis für den Wert des Trainings zur Erhaltung der Körperfunktion.

Jeder Skelettmuskel ist an beiden Seiten an ‹Strukturen› festgemacht. Meistens sind dies Knochen (deshalb heißen sie Skelettmuskeln), aber oft auch an anderen Muskeln, Bindegewebe oder Haut. Alle Muskeln arbeiten grundsätzlich nur auf eine Art, indem die beiden Enden zusammengezogen werden. Komplexe Bewegungen um Körpergelenke herum sind deswegen möglich, weil mehrere Muskelgruppen diese Gelenkbewegung kontrollieren. Für jede Bewegung gibt es eine primär bewegende Muskelgruppe, die Agonisten (aus dem griechischen Agonistes: Streiter); für jeden Agonisten einer Bewegung gibt es eine Muskelgruppe oder einzelne Muskeln: die Antagonisten (aus dem griechischen Antagonis: Gegenstreiter), der dieser Bewegung entgegenwirkt. Bei Bewegungen in die entgegengesetzte Richtung sind die Rollen genau andersherum verteilt. Der Antagonist wird zum Agonisten und umgekehrt. Ein Beispiel: Beim Beugen des Ellbogens ist der Bizeps des Oberarmes der Agonist und der Trizeps auf der Rückseite des Oberarmes der Antagonist. Aber in der Streckung des Ellbogens ist der Trizeps der Agonist und der Bizeps der Antagonist (vgl. Abb. rechts). Alle Bewegungen werden so durch Agonisten- und Antagonisten-Zusammenarbeit angetrieben und kontrolliert, und geradeso wie ein Musiker, der eine andere Tonart spielt, die Aufführung eines gesamten Orchesters ruinieren kann, braucht nur ein Muskel nicht richtig zu arbeiten, um die gesamte Bewegung aus dem Fluß zu bringen. So ist z. B. der Schaden oder der Mißbrauch, der aus einer Verkürzung des Antagonisten resultiert, einer der wichtigsten Gründe für Schwäche, Ineffektivität und eingeschränkte Bewegung. Es ist egal, wie stark Ihr Bizeps ist. Sie sind nicht in der Lage, Ihren Ellbogen zu beugen und etwas zu heben, wenn Ihr Trizeps verkürzt ist. Mehr noch, ist die Trizepsverkürzung extrem, sind Sie noch nicht einmal in der Lage, Ihren Ellbogen überhaupt zu beugen. Deshalb sind Dehnung und gleichmäßiges Training von Agonisten und Antagonisten so wichtige Bestandteile allen Trainings. Es ist nicht möglich, einen Muskel durch Training zu stärken ohne die ergänzende Zusammenarbeit mit seinem Antagonisten.

Muskeln werden aus vielen kleinen Fasern, die etwa $\frac{1}{10}$ Millimeter Durchmesser haben, zusammengesetzt. Bis zu einer halben Million Fasern können einen Muskel ausmachen. Ihre Länge differiert von wenigen Millimetern, wie z. B. in den Augenmuskeln, bis zu Längen von über 30 cm, wie z. B. im Sartorius, dem längsten Muskel im Körper, der schräg über den Oberschenkel verläuft, um von der Hüfte ausgehend gerade unterhalb des Knies anzusetzen (Sartorius kommt aus dem lateinischen Sartor, Schneider, weil dieser Muskel benötigt wird, um in den Schneidersitz zu kommen). Muskelfasern, Bündel von Muskelfasern und der gesamte Muskel sind mit Bindegewebe umgeben. Dieses Bindegewebe bildet am Ende der Muskeln die Sehnen, die ihn im Knochen oder in anderem Körpergewebe verankern.

Obwohl die anatomischen Strukturen der Muskeln gut bekannt sind, ist die Art und Weise, wie sich der Muskel kontrahiert, um Bewegung zu produzieren, noch schwer faßbar; die Wissenschaftler forschen immer noch

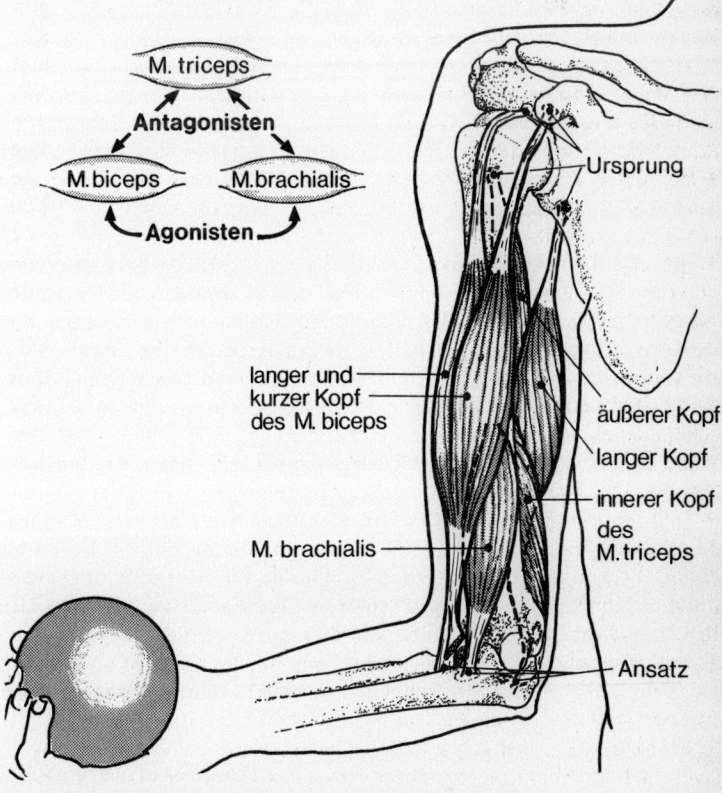

(aus: MARKWORTH, P.: Sportmedizin 1. Reinbek bei Hamburg 1983)

auf diesem Gebiet. Es wurden bisher verschiedene Theorien hervorge-
bracht, um die Kontraktion zu erklären. Die heutigen Erklärungen basieren auf Untersuchungen von Muskelfaser-Kontraktionen unter starken
Mikroskopen. Jede Muskelfaser besteht noch einmal aus vielen dünneren
Fasern, die man Myofibrillen nennt. Diese Myofibrillen wiederum sind
aus Tausenden kleineren Proteinfasern, die man Myofilamente nennt,
aufgebaut. Es gibt zwei Arten von Myofilamenten: dicke (die einen
Durchmesser von ungefähr 1-2,5 millionstel Millimeter haben) und dünne
(etwa die Hälfte dieses Durchmessers). Bekommen diese Fasern Signale
von Nerven, werden chemische Vorgänge in den dicken und dünnen Myofilamenten und ihrer Umgebung ausgelöst, die bewirken, daß sie aneinander vorbeigleiten wie Finger, die man ineinander schiebt. Dieser Vorgang
kontrahiert die Myofibrillen, die die Muskelfasern kontrahieren und diese
wiederum die Muskeln (Gleitfilament-Theorie).
Der Zweck der Muskulatur ist, je nach Lage des einzelnen Muskels im
Körper, unterschiedlich. Einige Muskeln, wie etwa die Hauptmuskulatur
des Rückens, dienen hauptsächlich dazu, die Haltung zu bewahren. Ihre
Aufgabe ist größtenteils die Ausübung von statischer oder sich nur langsam verändernder Kraft. Andere Muskeln, wie z. B. die Hauptmuskelgruppen der Arme oder der Beine, sorgen für schnelle Kraftentwicklung,
die bei vielen Körperbewegungen gebraucht wird. So unterscheidet sich
auch die Zusammensetzung der Muskelfasern in Abhängigkeit vom Gebrauch der Muskeln.
Es gibt zwei Hauptgruppen von Muskelfasern. Langsam kontrahierende
und schnell kontrahierende Fasern. Die schnell kontrahierenden Fasern
sind größer, haben weniger Kapillaren und sind am besten für kurze und
intensivere Muskelarbeit geschaffen. Die langsam kontrahierenden Fasern sind kleiner, reicher an Kapillarversorgung und deshalb auch dunk-
ler. Sie ermüden auch langsamer. Die Eigenschaften erklären auch die
verschiedenen Aufgabengebiete der Fasertypen. Die schnell kontrahierenden Fasern sind von großer Bedeutung bei maximaler Kraftanstren-
gung oder bei Aktivitäten, die schnelle Bewegungen erfordern, während
die langsam kontrahierenden Fasern mehr den Ausdauerbereich abdek-
ken. Diese Unterschiede können viel deutlicher an einigen Tieren als
beim Menschen festgestellt werden. So hat die Wildente z. B. eine große
Ausdauerfähigkeit, um lange Distanzen überwinden zu können. Ihre
Muskeln bestehen hauptsächlich aus langsam kontrahierenden Fasern,
das Fleisch ist dunkel. Das Haushuhn fliegt überhaupt nicht und bewegt
sich vornehmlich in kurzen, schnellen Sprints in seinem Gehege. Seine
Muskeln sind fast komplett aus schnell kontrahierenden Fasern, das
Fleisch ist hell. Dunkel gegen hell, rot gegen weiß sind Vereinfachungen,
aber sehr brauchbar, um sich die prinzipiellen Unterschiede in der Rolle
der verschiedenen Fasertypen zu merken.

In fast allen menschlichen Muskeln liegt eine Mischung der verschiedenen Fasertypen vor. Die Mischung variiert mit der jeweiligen Muskelfunktion. Es gibt also mehr langsam kontrahierende Fasern in den Muskeln, die für die Haltung verantwortlich sind, und mehr schnell kontrahierende Fasern in den Muskeln, die schnellkräftiger funktionieren, z. B. also das Laufen möglich machen. Die Zusammenstellung variiert von Mensch zu Mensch. Der individuelle Anteil von langsam und schnell kontrahierenden Muskelfasern ist weitgehend genetisch determiniert und schon etwa in der 4. oder 5. Woche des fetalen Lebens angelegt. Das erklärt, warum verschiedene Menschen für verschiedene Sportarten mehr begabt sind als andere. Es wurden Muskelbiopsien durchgeführt (Entnahme von kleinen Mengen von Muskelfasern), die diese Theorie unterstützen. Die Analyse ergab, daß die Wadenmuskulatur von trainierten Langläufern mehr als 80 % langsam kontrahierende Muskelfasern enthielt, während die von Sprintern weniger als 30 % beinhaltete. Aber wie andere Erklärungen für die Komplexität des menschlichen Körpers ist auch diese Vereinfachung nicht ganz korrekt. Vor einiger Zeit wurde eine dritte Art von Fasern identifiziert. Ihre Eigenschaften sind denen der schnell kontrahierenden Fasern sehr ähnlich und doch scheinen sie weniger rasch zu ermüden. Sie werden schnell kontrahierende Fasern «Typ A» genannt, während die anderen schnell kontrahierenden Fasern «Typ B» genannt wurden. Es gibt Wissenschaftler, die annehmen, daß es mehr als acht verschiedene Typen von Muskelfasern gibt.

Muskelfasern können ihre Bestimmung offenbar nicht ändern. Ein Typ kann nicht verändert werden, was bedeutet, daß Training das physische Leistungsvermögen verbessern kann, aber nicht die von Geburt an bestimmten Voraussetzungen. Einige Menschen werden nie in der Lage sein, so schnell zu laufen wie andere, und andere werden wiederum nicht in der Lage sein, so viel zu heben wie andere. Das braucht jedoch nicht Bestandteil Ihrer Überlegungen zu sein, wenn Sie trainieren, um Ihre Fitness zu verbessern. Aber es unterstreicht noch einmal das erste Grundprinzip des Trainings: *Fitness ist individuell.*

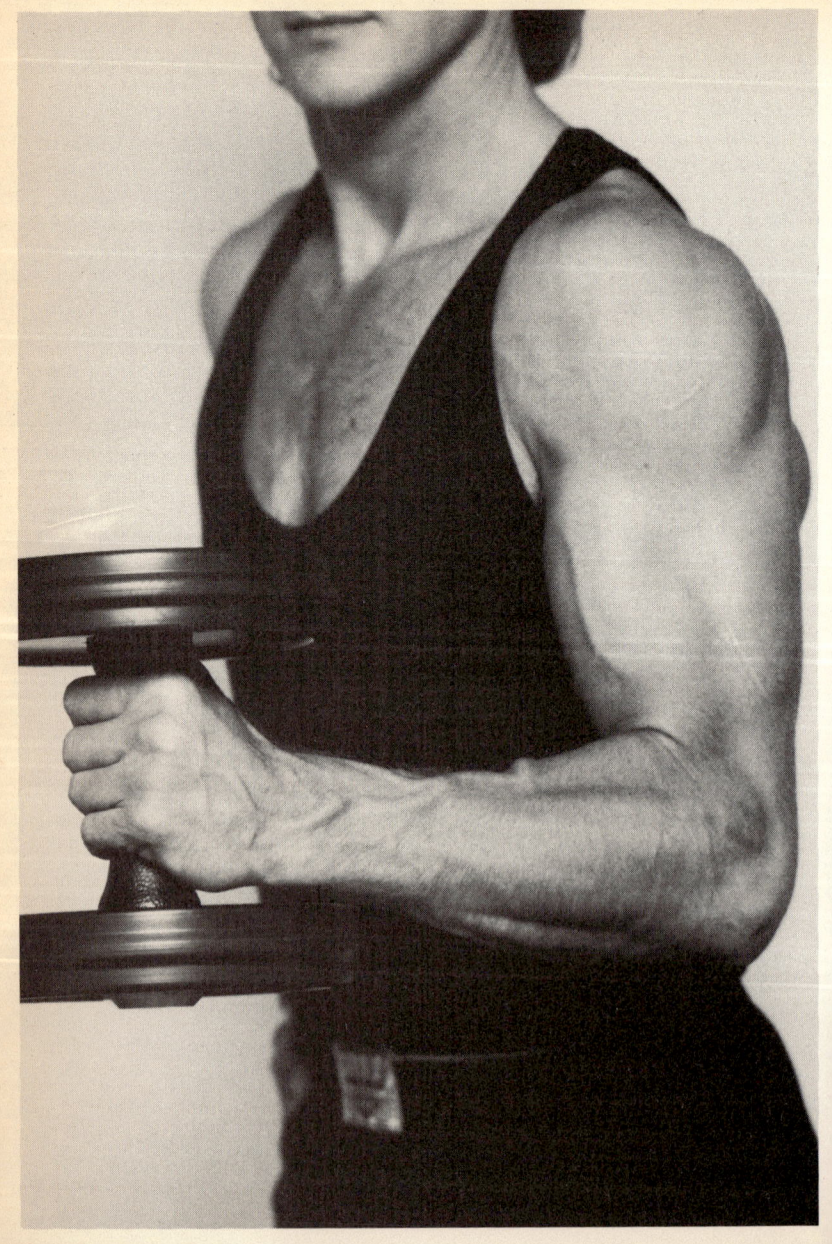

Kapitel 2:
Die Grundlagen des Trainings

Körperliche Aktivität ist weniger als früher ein vitaler Bestandteil unseres Lebens. Für manche Menschen in bestimmten Berufen ist sie fast ganz verschwunden. Deshalb ist organisierte körperliche Aktivität, nämlich Training nötig, um eine optimale Körperfunktion zu erhalten.

Jeder kann und sollte trainieren. Effektives Training muß nicht viel Zeit in Anspruch nehmen, und es braucht schon gar nicht zu stressen. Aber unglücklicherweise hatte gerade das Wort Training lange einen negativen Anstrich. So wurde Training oft als Bestrafung benutzt: Jungen in den klassischen Internaten, die ihre Vergehen ‹ablaufen› mußten, Soldaten, indem man sie zum Strafexerzieren zwang, und Gefangene, die gezwungen wurden zu ‹joggen›. Der schlechte Ruf der Leibesübungen ist sicherlich mehr historisch als praktisch zu sehen. In unserer modernen Gesellschaft ist es das Ziel arbeitssparender Anlagen und Systeme, dem Menschen uneffektive Plackerei zu ersparen. Da Training oft mit dieser Plackerei verglichen wurde, wurde es oft mit Mißfallen betrachtet.

Und da gibt es noch das «Ohne Schmerz keinen Fortschritt»-Syndrom, das beinhaltet, Training müsse schmerzen, um effektiv zu sein, und stehe am Ende nicht der Körper eines griechischen Gottes, wäre das Trainingsziel verfehlt. Entweder war man also professioneller Athlet und ‹bestrafte› sich mit dem Training, oder man trainierte nicht.

Diese Ansicht ist inzwischen ein Mythos. Training kann und soll Spaß machen; es sollte eine Art Spiel für jung und alt sein. Unabhängig vom körperlichen Zustand, kann fast jeder trainieren. Das ideale Training sollte so anpassungsfähig sein wie die Menschen, die es praktizieren.

Training – was es ist und was nicht

Im Lexikon findet man unterschiedliche Definitionen des Wortes Training. Selbst wenn es im Zusammenhang mit diesem Buch gebraucht wird als ein Wort für körperliche Bewegung, die dazu dienen soll, Fitness zu verbessern oder zu erhalten, bedeutet es verschiedene Dinge für verschiedene Menschen. Eine komplette Definition von Training sollte vielleicht die folgenden zehn Kriterien umfassen:

1. **Training hat einen merkbaren und meßbaren Effekt auf die Fitness.** Wenn es nicht so wäre, weshalb sollte man trainieren?

2. **Training bedeutet körperlichen Stress.** Ihr Körper unterliegt dabei einer größeren Anspannung als in der normalen, täglichen Routine. Mehr Einsatz, wie klein er sein mag, ist notwendig, um davon zu profitieren.

3. **Arbeit ist nicht immer Training.** Körperliche Bewegung muß auf einem bestimmten Niveau gehalten werden, um effektives Training zu sein. Körperliche Aktivität wie z. B. Gartenarbeit kann Sie müde machen, aber es steigert die Fitness nur, wenn Sie über dem gewohnten Intensitätslevel arbeiten.

4. **Alter ist keine Barriere für Training.** Im allgemeinen kann man sagen, daß junge Menschen schneller und mehr vom Training profitieren als Menschen über 50. Aber auch Personen im fortgeschrittenen Alter können ihre Fitness durch Training verbessern (wir haben bei Personen, die 80 oder 90 Jahre alt waren, Fortschritte messen können).

5. **Die Trainingswirkung ist individuell.** Deshalb kann man auch nicht genau festlegen, wieviel Training Sie brauchen, um ein bestimmtes Resultat zu erreichen. Das Trainingsergebnis hängt auch stark von der allgemeinen Gesundheit, den Lebensgewohnheiten, dem Geschlecht und dem Alter ab.

6. **Training ist wie Essen, es sollte regelmäßig stattfinden.** Genau wie eine große Mahlzeit einen Menschen, der am Verhungern ist, ernsthaft gefährden könnte, so könnte ein übertriebenes Training einem Menschen, der ansonsten ein eher ruhiges Leben führt, mehr schaden als nützen. Um also den maximalen Effekt aus dem Training ziehen zu können, sollte es ein regelmäßiger Bestandteil Ihres Lebensstils werden.

7. **Auch Trainingserfolge haben Grenzen.** Man kann den Erfolg nicht verdoppeln, indem man die Quantität des Trainings verdoppelt, dies entspricht nicht der Arbeitsweise Ihres Körpers. Die größten Fortschritte sieht man am Anfang, und sie erreichen an einem Punkt ihren Höchstwert. Der Anstieg danach ist nur noch gering bei wachsendem Trainingsaufwand.

8. **Man kann auch zuviel trainieren.** Wenn Sie sich freiwillig den Bedingungen eines Arbeitslagers unterwerfen, könnte das Ihrer Fitness eher schaden.

9. **Jeder Trainingserfolg braucht Zeit.** Unüberlegtes Training, auf das Sie nicht vorbereitet sind (zu hohes Niveau oder über zu lange Zeit), kann Ihnen schaden.

10. **Training ist kein Allheilmittel.** Es gibt nicht die eine Trainingsform und nicht die eine Methode, die Ihnen all das geben kann, was Fitness beinhaltet. Es gibt keine allmächtige ‹Trainingspille›. Seien Sie immer skeptisch gegenüber Rezepten zur vermeintlichen Abkürzung zur Fitness.

Wie es funktioniert

Für die Allround-Fitness sollte Training die kardiorespiratorische Ausdauer, muskuläre Kraft, muskuläre Ausdauer und Flexibilität positiv beeinflussen. Verschiedene Trainingsformen trainieren diese Komponenten der Fitness auf verschiedene Art und Weise. Z. B. trainiert Jogging in erster Linie das kardiorespiratorische System und damit die Ausdauer. Im gewissen Ausmaß hat es auch Einfluß auf die Beinkraft z. B. bei Personen, die vorher eine eher sitzende Lebensweise hatten. Aber im allgemeinen dient es wenig dem Kraftzuwachs. Es hat nur leichte Auswirkungen auf die muskuläre Ausdauer der Beine.

Ein Gewichtstrainingsprogramm kann die muskuläre Kraft, weniger jedoch die muskuläre Ausdauer schulen. Am wenigsten trägt es zur kardiorespiratorischen Fitness bei, und im Extremfall kann es die Flexibilität sogar einschränken. Dehnung sowie die verschiedenen Formen von Yoga und Meditationsübungen können die Flexibilität verbessern, sie haben aber einen geringen Effekt auf die Muskelkraft und Muskelausdauer und bewirken nichts für die Herz-Kreislauf-Fitness. Die einzige Ausnahme sind Dehnungsübungen, die ein integrierter Bestandteil von Krafttraining sind.

Es gibt zwei allgemeingültige Begründungen für diese Effekte. Erstens ist
jedes Training spezifisch. Sie nehmen nur Einfluß auf die Fähigkeiten und
Bewegungen, die für dieses Training erforderlich sind. Deshalb laufen
Läufer und deshalb stemmen Gewichtheber Gewichte, um sich zu verbessern. Zweitens beeinflussen ausdauerorientiertes und kraftorientiertes
Training die Muskulatur unterschiedlich. Untersuchungen haben gezeigt,
daß ihr Effekt auf die Muskulatur teilweise gegenläufig ist. Ausdauertraining verbessert die Kapazität für den aeroben Stoffwechsel, nämlich die
Fähigkeiten, Sauerstoff über längere Zeit zu verbrennen. Dieser Prozeß
beinhaltet auch ein ansteigendes Niveau von bestimmten Enzymen, die
für diese Stoffwechselvorgänge verantwortlich sind. Krafttraining bewirkt
einen Anstieg von Proteinen, die die Muskelkontraktion auslösen. Jede
Übungsform hat jedoch auch einen gegenteiligen Effekt. Ausdauertraining kann so z. B. den Anteil der kontraktilen Proteine mindern, und
Krafttraining kann die Enzyme vermindern, die ansonsten die Ausdauer
erst ermöglichen. Das bedeutet, daß, wenn Sie nur Krafttraining oder nur
Ausdauertraining betreiben, die anderen Fähigkeiten verlorengehen können. Jogger können Kraft und Gewichtheber Ausdauer verlieren. Nicht
nur, weil sie die jeweilige Form des Trainings vernachlässigen, sondern
weil sie sich zu sehr auf ihre eigene Trainingsform konzentrieren.

Ausdauer – kontinuierliches Training

Das Herz-Kreislauf-System entspricht den Forderungen des Körpers nach
wachsendem Sauerstoffnachschub, indem es langsam die Fähigkeit steigert, größere Mengen von sauerstoffreichem Blut zu liefern. Trainingsformen, die das Herz und die Lungen intensiver arbeiten lassen, können diese
aerobe Kapazität verbessern. Physiologen erklären, daß diese Art von
Training das Herz-Lungen-System anspricht und als Endprodukt eine ver-
besserte kardiorespiratorische Ausdauer resultiert. Zwei Haupttrainings-
typen sind hierfür geeignet: Ausdauertraining und Intervalltraining.

Ausdauertraining, das auf einem submaximalen Leistungsniveau durch-
gängig für etwa 12 Minuten, besser noch 20 Minuten, durchgehalten wird,
verbessert die Ausdauer. Für die weniger Fitten braucht der Trainingspe-
gel bei nicht mehr als 50 % der maximalen Leistungsfähigkeit zu liegen.
Niemand weiß, warum, aber 12–20 Minuten scheinen die magische untere
Grenze zu sein, um Profit aus einem kontinuierlichen aeroben Training zu
ziehen.

Intervalltraining besteht aus Perioden intensiver Belastung, unterbrochen von Perioden vergleichsweise geringer Belastung. Kurze Sprints, wieder langsamer laufen, joggen oder die nächste Strecke gehen und dann wieder ein Sprint usw. sind eine Form des Intervalltrainings, das man Fahrtspiel nennt.

Man weiß, daß Intervalltraining die Ausdauer hauptsächlich dadurch trainiert, daß es einen Effekt auf das Herzminutenvolumen hat, die gesamte Menge des Blutes, die das Herz in einer Minute weiterpumpen kann. Das Ausdauertraining beeinflußt mehr die verschiedenen muskulären Prozesse. Wir raten Sportlern von reinem Intervalltraining ab, die nicht wettkampfmäßigen Ausdauersport betreiben. Intervalltraining ist weniger effizient als Ausdauertraining. Speziell, wenn man von einem vernünftigen Fitness-Niveau für die meisten Menschen ausgeht. Wenn man es aber auf einem Niveau betreibt, das hoch genug ist, um die aerobe Kapazität zu verbessern, beinhaltet Intervalltraining Perioden maximaler Herzbelastungen und ist daher nicht angeraten für Menschen, die keinen athletischen Trainingshintergrund aufweisen.
Also gilt für die Allround-Fitness: Je mehr Ausdauer man trainiert, um so besser. Aber die meisten Trainingsmethoden inklusive der Sequenztrainingsmethode haben alternierende Belastungszyklen. Beim Radfahren z. B. muß man hart arbeiten, um einen Berg zu ‹erklettern›, hat aber Zeit, sich auszuruhen, während es abwärts geht. Selbst beim Joggen ändern sich Geschwindigkeit und Aufwand mit dem Streckenprofil oder den Windverhältnissen. Deshalb sollte das Trainingsmotto lauten: Sie sollten Ihre Trainingsintensität so festlegen, daß Sie in der Lage sind, die Trainingszeit, ohne langsamer zu werden oder abzustoppen, durchzustehen.

Muskelkraft und Muskelausdauer

Es ist sehr schwierig, über Training zu diskutieren, ohne bestimmte Fachbegriffe zu gebrauchen. Die häufigsten sind:
Konzentrisch: Der Muskel verkürzt sich, um eine Bewegung zu produzieren; z. B. wie der Bizeps sich verkürzt, um den Ellbogen zu beugen.
Exzentrisch: Der Muskel entwickelt Kraft, während er verlängert wird; z. B. die Kraft, die der Bizeps aufbringen muß, wenn Sie Ihren Ellbogen unter Belastung strecken wie beim Absetzen eines Gewichtes.
Isotonisch: Der Muskel arbeitet dadurch, daß er seine Länge verändert bei gleichbleibendem Widerstand (gleichbleibendem Tonus).

Isometrisch: Der Muskel bringt statische Kraft auf, ohne seine Länge zu verändern.

Isokinetisch: Der Muskel verändert die Länge, behält aber seine Spannung bei, während er gegen einen Widerstand arbeitet.

Diese Fachbegriffe werden für verschiedene Formen von Muskeltraining benutzt, oft auch für spezifische Übungen oder Trainingsgeräte.

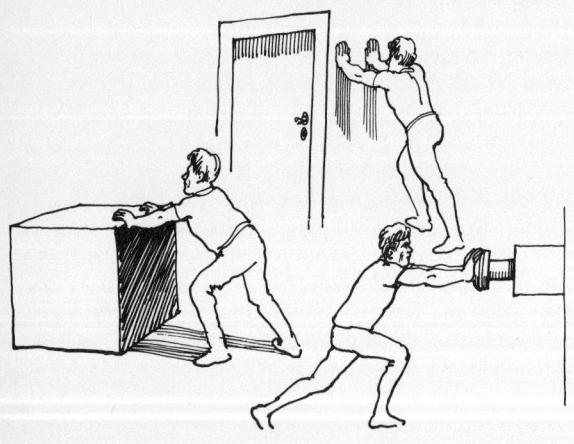

Konzentrisch und *exzentrisch* definieren die Aktionen der Muskelkraft oder die Richtung der Muskelbewegung. Die Ausdrücke werden aber auch dafür gebraucht, um zu beschreiben, wie einzelne Übungen durchgeführt werden sollen, speziell Übungen für Bodybuilder. Da die exzentrische Kraft größer ist als die konzentrische (man kann besser gegenhalten als wegdrücken), versuchen Bodybuilder oft Wege zu hoher exzentrischer Belastung zu finden, um damit die Grenzen zu überschreiten, die von der geringeren konzentrischen Kraftentwicklung gesetzt werden. Ein Beispiel: Bei der Armbeuge mit einem Gewicht ist die Richtung nach oben eine konzentrische Bewegung für den Bizeps und die Richtung nach unten eine exzentrische. Um nun das Maximum an tolerierbarer Belastung zu haben, läßt der Bodybuilder sich beim Anheben helfen oder ‹schummelt›, indem er den Schwung ausnutzt, um das Gewicht nach oben zu bringen. Dann läßt er den Bizeps die maximale Arbeit tun, indem er das Gewicht langsam herabläßt. Beim allgemeinen Training ist es das beste, wenn man die Muskeln auf beide Arten konzentrisch und exzentrisch belastet, weil der Muskel auch im täglichen Leben, bei der Arbeit und im Sport bewegt wird.

Isotonische Kraft ist die dynamische Kraft, die man aufbringt, um Bewegung zu produzieren. Es ist die Kraft, die man aufbringen muß, um den schwierigsten Teil der Bewegung, normalerweise bei Bewegungsbeginn, durchzuführen. Um zu sehen, was das bedeutet, machen wir einfach eine Kniebeuge. Sie werden feststellen, daß die Bewegung am schwierigsten ist, wenn Sie unten und Ihre Knie maximal gebeugt sind, am einfachsten, wenn Sie gerade stehen mit durchgestreckten Knien, obwohl das Gewicht in beiden Positionen gleich ist. Machen Sie also Kniebeugen als Trainingsform, müssen Sie, um von der unteren Position nach oben zu kommen, hart arbeiten und immer weniger Arbeit aufbringen, je näher Sie der aufrechten Position kommen.

Isometrische Kraft ist die Kraft, die Sie aufbringen, wenn Sie versuchen, einen unverrückbaren Gegenstand zu bewegen. Bei Froschexperimenten in den frühen 50er Jahren fanden deutsche Forscher, daß isometrische Muskelbelastung die Masse des Muskels wachsen ließ. Ungefähr 10 Jahre später, Mitte der 60er Jahre, war isometrisches Training als Methode zu einer starken und schönen Figur groß in Mode. Eine kurze Belastung gegen einen Stuhl, einen Schreibtisch oder Türrahmen, ein Einziehen des Bauches, ein paarmal am Tag noch gegen einen Widerstand gepreßt und voilà – Sie werden fit!

Weitere folgende Untersuchungen haben aber gezeigt, daß isometrische Kraftgewinne nur für die jeweilige Bewegungsführung und für die jeweilige Position von Vorteil waren. So können Athleten, die über lange Zeit eine statische Position einhalten müssen, wie alpine Skifahrer in der Rennhocke, ihre statische Kraft durch isometrisches Training verbessern. Aber für die meisten Menschen ist isometrisches Krafttraining von geringerer Bedeutung.

Isokinetische Kraft ist ein Maß für die maximale Kraft, die über einen bestimmten Bewegungsumfang aufgebracht werden kann. Ursprünglich beschrieb der Begriff nur einen Test für dynamische Muskelarbeit, der an einer speziellen Maschine durchgeführt wurde. Mitte der 70er Jahre wurden ähnliche Maschinen vorgestellt, die es erlaubten, isokinetisch zu trainieren. Im Prinzip ist isokinetisches Training damit verbunden, eine Kraft bei einer konstanten Geschwindigkeit aufzubringen. Aber diese Kraftanforderung ist untypisch für natürliche Bewegungen. Isokinetische Maschinen erfordern einen Widerstand, der von der Bewegungsgeschwindigkeit abhängig ist. Wenn auch sehr effektiv für einen ehrgeizigen Athleten, der den Willen zu harter Arbeit an einer Maschine besitzt, hat dieses Arrangement doch seine Grenzen. Wenn man nicht hart arbeitet, setzt die Maschine weniger Widerstand entgegen. Da die meisten Menschen ein wenig nachlässig sind, kann die Versuchung, etwas weniger hart zu arbeiten, zu stark sein. Gibt die Maschine Ihnen die Möglichkeit zu mogeln, werden Sie nicht den Effekt bekommen, den Sie wollen.

Zusammengefaßt: Ein Training, das die Muskeln konzentrisch und exzentrisch bei isotonischer Bewegung belastet, ist das Beste für umfassende muskuläre Fitness. Spezifisch konzentrisches oder spezifisch exzentrisches Training, isometrische Arbeit und isokinetische Übungen sind viel spezieller. Man kann sie nur als Teil eines umfassenden Trainingsprogramms für Wettkampf-Athleten empfehlen.

Beweglichkeit (Flexibilität)

Flexibilität beschreibt den Bewegungsumfang von Extremitäten und anderen Körperteilen im Gelenk. Lockerheit und Beweglichkeit sind andere Ausdrücke, um dieselbe Eigenschaft zu beschreiben. Beweglichkeitstraining wird Stretching genannt. Sein Ziel ist es, der Muskelverkürzung entgegenzuarbeiten, welche die häufigste Ursache für einen Mangel an Flexibilität ist.

Wie Tiere brauchen auch Menschen die Dehnung. Wir alle wissen, wie Katzen und Hunde sich strecken, nachdem sie geschlafen haben. Ganz ähnlich dehnen auch wir uns nach einer längeren Periode der Inaktivität oder stehen auf und dehnen uns ein wenig, wenn wir das Gefühl haben, wir hätten zu lange gesessen, z. B. nach einer Zugfahrt oder einer langen Flugreise. Stretching ist unzweifelhaft der Teil der Fitness, dessen Notwendigkeit wir am meisten empfinden.

Wir alle wissen, wie es sich anfühlt, wenn die Beweglichkeit nachläßt, wenn der Hals durch lange Schreibtischarbeit steif wird oder die Beine sich steif anfühlen, wenn wir durch lange Krankheit ans Bett gefesselt waren. Wir alle kennen das übermächtige Bedürfnis, ein angegriffenes unflexibles Gelenk auszustrecken. Beweglichkeit ist ein natürlicher Teil menschlichen Verhaltens.

Dennoch ist die Beweglichkeit ein oft vernachlässigter Teil des Trainings. Viele Menschen, einschließlich vieler Topathleten, haben die Bedeutung der Flexibilität noch nicht erkannt und sie deswegen ignoriert. Die Folge dieser Kurzsichtigkeit sind oft Steifheit und Unbehagen und manchmal auch Gelenk-, Bänder-, Sehnen- oder Muskelverletzungen. Stretching sollte ein integrierter Bestandteil eines jeden Trainingsprogramms sein.

Das Fehlen von Beweglichkeit hat seinen Ursprung fast immer bei der Muskulatur. Muskeln gehören zu den am häufigsten mißbrauchten Teilen unseres Körpers, und die Antwort auf Mißbrauch ist oft die Verkürzung, die die Flexibilität einschränkt.

Um die normale Funktion zu erhalten, ist es manchmal wichtiger, einen verkürzten Muskel zu dehnen, als ihn zu kräftigen. Deshalb ist der volle Bewegungsumfang während der Übungen so entscheidend wichtig, und deshalb ist dies auch das hauptsächliche Kennzeichen der Übungen, die mit den Sequenztrainingsgeräten durchgeführt werden. Beweglichkeit und Kraft sollten in allen Trainingsprogrammen Hand in Hand gehen.

Stretching

Es gibt zwei verschiedene Arten von Dehnungsübungen: dynamisches Stretching und gehaltenes Stretching. Bei der dynamischen Dehnung wird mit Körperschwung gearbeitet, um die Muskeln über ihre bestehenden Grenzen hinaus zu zwingen. Die Effektivität dieser Methode ist durch reflektorische Kontraktionen allerdings sehr gering. Dazu kommt, daß es als Folge der sprunghaften Bewegungen zu Verletzungen der Muskulatur

«Stretching»: 2000 Jahre alte Tempelfigur in Bangkok

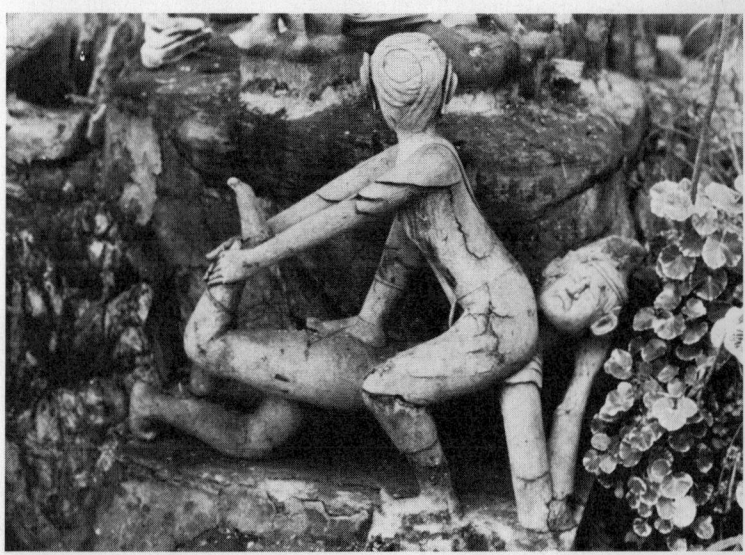

oder des Kapsel-Band-Apparates kommen kann, weil die Dehnungstoleranz des Gewebes oft überschritten wird. Deshalb sollte das dynamische Stretching mit seinen kraftvollen, schwunghaften Bewegungen nicht mehr empfohlen werden.

Gehaltenes Stretching, bei dem eine Dehnposition für eine bestimmte Zeit eingehalten wird, verbessert die Beweglichkeit, ohne einen gegenwirkenden Reflex auszulösen und ohne daß man eine Verletzung riskiert. Die typische gehaltene Dehnungsübung bringt die Extremität in eine Stellung an der Grenze ihres Bewegungsspektrums und hält sie dort für eine kurze Zeit, normalerweise zwischen 10 und 30 Sekunden. Diese Dehnungsübungen werden ab Seite 131 beschrieben. Regelmäßig ein paar dieser Übungen, kombiniert mit Sequenztraining, ist alles, was man braucht, um sich seine Beweglichkeit zu erhalten oder sie zu verbessern.

Wirkungsvoll trainieren

Es gibt nur wenige Menschen, die unbegrenzte Zeit zum Trainieren zur Verfügung haben. Deshalb sollte effizientes Training eine optimale Mischung verschiedener Methoden, möglichst in weniger als einer Stunde, anbieten. Die generellen Richtlinien zur Auswahl eines effizienten Trainings kann man aus den Trainingsgrundprinzipien, die am Anfang dieses Kapitels beschrieben wurden, ableiten.

Effizientes Training sollte
- Nutzen bringen für die allgemeine Ausdauer, die muskuläre Kraft und Ausdauer sowie die Beweglichkeit;

- auf einem kontinuierlichen und angehobenen Leistungsniveau durchführbar sein, z. B. bei mindestens 50 % der maximalen aeroben Kapazität über mindestens 12 bis 20 Minuten oder mehr für ein effektives Ausdauertraining;

- konzentrische und exzentrische Bewegungen beinhalten;

- den ganzen Bewegungsumfang einer zu trainierenden Muskelgruppe nutzen;

- fast isotonisch sein, also einen Widerstand leisten, der sich der Position, in der man sich befindet, anpaßt, so daß die Belastung während der ganzen Bewegung gleichmäßig ist;

- Stretching beinhalten; es sollten nur wenige zusätzliche Dehnungs-übungen notwendig sein. Sie sollten beim Aufwärmen während des Trainings und auch während des anschließenden «Cool-down» durch-geführt werden;

- limitiert sein durch allgemeine Ermüdung, nicht durch lokale Ermü-dungserscheinungen oder Steifheit in irgendeiner Muskelgruppe;

- für jedermann gleichermaßen anpaßbar sein, egal ob Profi oder Hob-bysportler. Die Übungen sollten nicht zu schwierig sein und trotzdem eine Herausforderung darstellen.

Sequenztraining erfüllt alle diese Erfordernisse eines effizienten Trai-nings. Die Übungen werden kontinuierlich durchgeführt, indem in Se-quenzen die Hauptmuskelgruppen durchgearbeitet werden, um so die Ausdauer, die muskuläre Kraft, die muskuläre Ausdauer und die Beweg-lichkeit zu trainieren. Eine Runde von 15 Wiederholungen an jedem der 5 Geräte einer Sequenz benötigt 12 Minuten. Selbst hochtrainierte Men-schen machen selten mehr als fünf Runden, da generell die allgemeine Er-müdung das Training auf 20–25 Minuten limitiert. Die Übungen sind iso-tonisch und verbinden konzentrische und exzentrische Arbeit mit vollem Bewegungsumfang. Richtig ausgeführt, haben sie auch einen Dehnungs-effekt. Fast jeder kann die erste Sequenz auf dem niedrigsten Niveau durchführen. Selbst Topathleten werden Schwierigkeiten haben, die zweite und dritte Sequenz auf dem höchsten Niveau zu bewältigen.
Die einzige Beschränkung des Sequenztrainings liegt darin, daß es mög-lichst komplexes und komplettes Fitnesstraining anbietet. So sind spezielle Kraftübungen wie z. B. der Zehenstand zum Training der Unterschenkel-muskulatur oder Handgelenkcurls zur Entwicklung der Unterarmmuskula-tur nicht berücksichtigt, weil sie keine der größeren Muskelgruppen bean-spruchen und deshalb nie so intensiv sein können, daß sie den Puls über das für Ausdauerwirkungen nötige Niveau heben. Möchten Sie also für einen speziellen Sport gerade diese Bereiche trainieren, sollten Sie das Sequenz-training um die speziellen Übungen erweitern.
Aber selbst wenn Sie versuchen, ganz spezielle Fähigkeiten zu entwickeln, werden Sie herausfinden, daß Sequenztraining auch dazu geeignet ist. Um die verschiedenen Trainingsarten zu variieren, können Sie nach Belieben aus den verschiedenen Sequenzen mischen. Stellen Sie sich z. B. die je-weils zweite Übung aus jeder der drei Sequenzen vor. Alle diese Übungen sind für den Oberkörper nützlich. Die «Dips» der ersten Sequenz trainie-ren die Arme und den Oberkörper durch eine streckende Armbewegung, die ausschließlich parallel zum Körper ausgeführt wird. Diese Bewegung wird bei vielerlei täglichen Aktivitäten oder in verschiedenen Sportarten

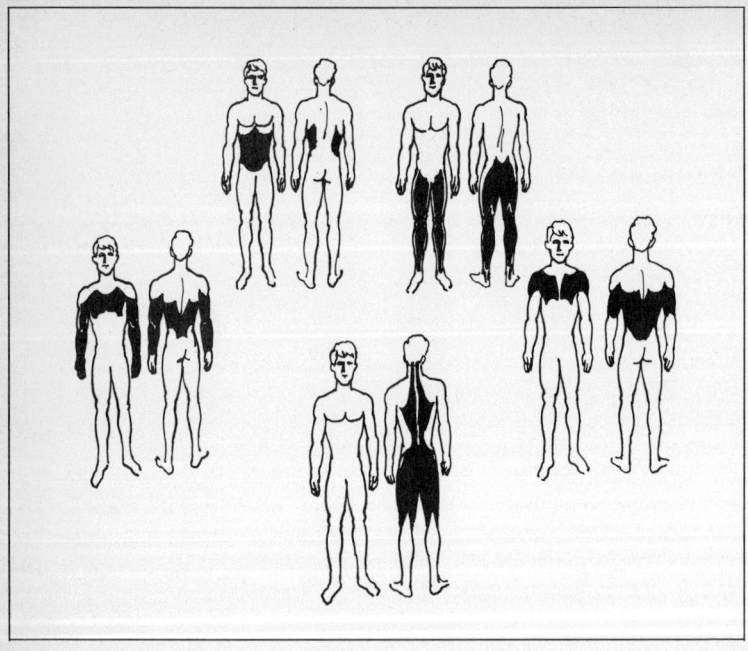

verlangt. Die im Sitzen ausgeführte Rotation aus der zweiten Sequenz beansprucht fast alle größeren Muskelgruppen des Oberkörpers, und ihre Rotationsbewegung findet sich beim Schaufeln, Kajakfahren und alpinen Skifahren wieder. Die Überzieher mit steifem Arm aus der dritten Sequenz trainieren vor allem die Rücken- und Brustmuskulatur, die den Arm durch das Maximum seiner Beweglichkeit hindurch bewegen. Schwimmer, Kanufahrer und Skilangläufer führen ähnliche Armbewegungen aus.

Trainingsempfehlungen für die Praxis

Im folgenden ein paar Richtlinien für Training, die darauf abzielen, Ihre Allround-Fitness zu verbessern oder zu erhalten.

◼ Finden Sie Ihr Niveau

Es ist egal, wie fit Sie sind, ob Sie vom Training profitieren, hängt davon ab, daß Sie das Niveau Ihres Trainings Ihrem Fitnessniveau anpassen. Ist Ihr Trainingsniveau (Intensität und Dauer)

- geringer als gewöhnlich, wird Ihre Fitness abnehmen;

- entsprechend Ihrem gewohnten Aktivitätsniveau, werden Sie Ihre Fitness halten;

- etwas höher als Ihr gewohntes Aktivitätsniveau, dann werden Sie Ihre Fitness steigern;

- bedeutend höher als Ihr gewohntes Aktivitätsniveau, dann riskieren Sie Übertrainingssymptome oder Verletzungen.

Zum Erreichen Ihrer Allround-Fitness sollten Sie ungefähr auf oder leicht über dem gewohnten Niveau trainieren.

◼ Regelmäßig und maßvoll ist besser als selten und sehr intensiv

Häufig beklagen sich die Wochenendsportler darüber, daß sie oft eine Woche brauchen, um sich zu erholen. Wenn man nur einmal in der Woche aktiv ist, trägt das nicht zur Fitness bei – ganz im Gegenteil. Es führt zu Muskelkater, Unbehagen oder sogar zu Verletzungen. Im allgemeinen gilt, daß Training, das kontinuierlicher Aktivität am nächsten kommt, den größten Erfolg für den Körper bringt.

- Dreimaliges Training in zwei Wochen ist das Minimum, Sie könnten Fitness verlieren.

- Zweimal wöchentliches Sporttreiben ist ein guter Kompromiß. Sie sind in der Lage, Ihre Fitness zu halten oder vielleicht zu steigern.

- Dreimal oder häufiger pro Woche trainieren ist optimal, um die Fitness zu verbessern.

◼ Wählen Sie die richtige Belastung

Im allgemeinen sollten Sie mit einer Intensität (bestimmt durch Geschwindigkeit und Kraftaufwand der Übungsbewegung) von 50 % oder mehr Ihrer aeroben Kapazität arbeiten. Das ist der Grenzwert, der Sie gerade außer Atem bringt. So können Sie sich auch während der Übung unterhalten und haben immer noch das Gefühl, etwas mehr tun zu können oder vielleicht die Übung etwas schneller auszuführen. Trainierte Sportler arbeiten normalerweise mit Übungsintensitäten von 70 oder 80 % ihrer maximalen Leistungsmöglichkeit. Patienten oder Personen, die noch vor kurzem bettlägerig waren, arbeiten für gewöhnlich auf einem Intensitätslevel von 30 Prozent oder weniger ihrer normalen maximalen Leistungsmöglichkeiten.

■ Hören Sie auf Ihr Herz, es ist Ihr bester Ratgeber

Bestimmen Sie Ihre Übungsintensität anhand Ihrer Pulsfrequenz. Mit etwas Trainingserfahrung können Sie Ihren augenblicklichen Trainingsaufwand sogar schätzen, ohne Ihren Puls zu nehmen. Aber bis dahin fangen wir einfach damit an, Ihren Puls vor und periodisch während des Trainings zu messen. Mediziner tasten den Puls für gewöhnlich am Handgelenk, weil es die einzige Stelle ist, die normalerweise frei ist und wo es den Patienten am wenigsten belastet. Aber den Puls am Handgelenk zu ertasten benötigt etwas Geschick, speziell wenn man ihn schnell tasten möchte. Deshalb können Sie Ihren eigenen Puls, sogar den schwächeren Ruhepuls am Morgen, am einfachsten dadurch ertasten, daß Sie Ihre Finger seitlich an den Hals zwischen Kehlkopf und Muskulatur auf die darunterliegende Halsschlagader legen. Schauen Sie gleichzeitig auf eine Stoppuhr oder Ihre Armbanduhr, und zählen Sie die Schläge 15 Sekunden lang. Das Ergebnis multiplizieren Sie mit 4, um so die Pulsfrequenz pro

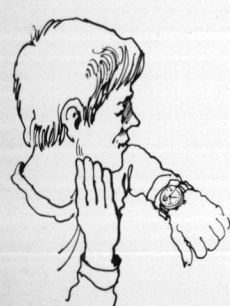

Minute festzustellen. Um Ihre Übungspulszahl festzustellen, sollten Sie zuerst sowohl Ihren Ruhepuls als auch Ihren maximalen Puls messen. Den Ruhepuls nehmen Sie am besten morgens, bevor Sie aufstehen. Den maximalen Puls können Sie bei Ergometertests feststellen. Sollten Sie nicht in der Lage sein, einen solchen durchzuführen, so liegt der Richtwert etwa bei 220 minus Ihrem Alter in Jahren. Mit diesen beiden Pulswerten können Sie nun Ihre Übungsintensität festlegen.

Beispiel: eine Durchschnittsperson, 35 Jahre alt, mit einem Ruhepuls von 75. Maximalpuls 220 minus 35 = 185. Die Pulsdifferenz zwischen Ruhe- und Maximalpuls 185 − 75 = 110. 50 % des maximalen Aufwandes: 50 % von 110 = 55. Der Puls für 50 % des maximalen Aufwandes: 75 + 55 = 130.

Sind Sie gerade von einer Krankheit genesen, sollten Sie, bevor Sie über ein Trainingsprogramm nachdenken oder damit anfangen, medizinischen

Rat einholen. Allgemein gilt, daß Sie gut 50 % Ihres Leistungsniveaus am besten auf einem Niveau von etwa 30 Schlägen pro Minute über Ihrem Ruhepuls arbeiten sollten. Z. B. wäre die Person aus dem obigen Beispiel kürzlich noch bettlägerig gewesen, wäre der anzuratende Intensitätslevel ungefähr: $75 + 30 = 105$.

Sind Sie als Athlet in regelmäßigem Training oder durch andere Umstände in der Lage, Training auf hohem Niveau durchzuführen, werden Sie es vorziehen, auf etwa 70 % Ihres Leistungsniveaus zu arbeiten, um so einen maximalen aeroben Trainingseffekt zu erreichen.

Beispiel: Athlet, 35 Jahre alt, Ruhepuls 55, maximum $220 - 35 = 185$. Die Pulsdifferenz zwischen Ruhe- und Maximalpuls $185 - 55 = 130$. 70 % des Maximalaufwandes = 70 % von $130 = 91$. Der Puls bei 70 % maximalen Aufwandes: $55 + 91 = 146$. Im Grunde hat der 35jährige in diesem Beispiel nicht eine bestimmte empfohlene Pulsrate, eher eine empfohlene Spanne, die von seiner körperlichen Kondition abhängt: von 105 in der Rehabilitation bis 130 für den Durchschnittssportler und 146 für den Athleten im engagierten Training.

■ Wenn Sie Schmerzen spüren, hören Sie auf

Lassen Sie den Spruch «Kein Schmerz, kein Gewinn» (no pain, no gain) den Masochisten. Training mit großer Intensität ist mühsam, und Mühsal ist kein erfreuliches Gefühl. Nichtsdestoweniger kann es eine wertvolle Erfahrung sein. Lernen Sie den Unterschied zwischen Mühsal und Schmerz kennen. Schmerz ist ein Teil des Frühwarnsystems des Körpers. Achten Sie darauf. Haben Sie Schmerzen während einer Übung, hören Sie auf und machen Sie eine Pause.

■ Trainieren Sie das ganze Jahr

Für die Fitness im Sommer ist entscheidend, wie man im Winter trainiert hat, und umgekehrt. Ihr Körper braucht Zeit, sich anzupassen. Ihr Fitnesszustand zu irgendeiner Zeit des Jahres hängt hauptsächlich davon ab, was Sie das letzte Jahr oder die Jahre davor getan haben. Deshalb, um optimale Fitness zu erreichen, trainieren Sie das ganze Jahr, jedes Jahr. Hören Sie nicht auf.

■ Wählen Sie nach Bedarf

Um untrainiert zu bleiben, brauchen Sie überhaupt kein Training. Um sehr austrainiert zu bleiben, brauchen Sie ein hohes Trainingsniveau. Setzen Sie Ihre Trainingsziele realistisch. Im allgemeinen gilt: Sind Sie in der Lage, Ihre täglichen Aktivitäten so durchzuführen, daß Sie nicht mehr als

angenehm müde sind, haben Sie wahrscheinlich Ihren adäquaten Fitnesslevel gefunden. Treiben Sie aktiv Sport, streben Sie vielleicht einen höhe-
ren Level an.

▌ Individualität zählt

Es gibt keine zwei Menschen, die durch dieselbe Art des Trainings dieselben Auswirkungen spüren. Es gibt also keinen Weg, um präzise Anleitun-
gen aufzustellen, die Gültigkeit für alle Menschen besitzen. Sie selbst sind
Ihr bester Führer. Sollte Ihnen eine Übung leichtfallen, ist vielleicht Zeit,
eine höhere Belastung zu wählen. Fällt Ihnen eine Übung ungewohnt
schwer, überprüfen Sie, ob Sie nicht auf einem zu hohen Niveau arbeiten.

▌ Vergessen Sie Ihr Konkurrenzdenken

Training sollte keinen Wettkampfcharakter haben. Alles, was zählt, ist Ihr
eigener Gewinn, nicht der Vergleich mit den anderen. Denken Sie nur
einmal an drei Erwachsene desselben Alters und desselben Geschlechtes.
Einer beginne gerade mit einem Trainingsprogramm, sei fettleibig und
habe sich bisher wenig bewegt. Der andere trainiere schon seit einiger
Zeit und ist auf dem besten Wege, seine Fitness zu verbessern. Und der
dritte sei ein durchtrainierter Athlet. Würden diese drei zusammen auf
der gleichen Intensitätsstufe trainieren, wäre ihre Trainingsbelastung individuell sehr unterschiedlich. Der Athlet würde wahrscheinlich wenig oder
kaum von diesem Training profitieren, und der Untrainierte würde überlastet, u. U. sogar schwerwiegend. Nur der zweite Sportler würde also sein
Training genießen, während die anderen beiden dazu nicht in der Lage
wären; einer, weil es für ihn nichts bringt, und der andere, weil er einfach
nicht mithalten kann. Hätte jedoch jeder mit 50 % seines maximalen Leistungsvermögens gearbeitet, hätten alle drei den gleichen Nutzen daraus
gezogen.

▌ Suchen Sie Inspirationen

Viele Menschen haben das Gefühl, daß Training mit anderen auf ihrem
Standard oder sogar unter ihrem Fitnesslevel langweilig sei und den Fortschritt verlangsame. Wenn Sie also das Gefühl haben, daß Ihr Training
stagniert, holen Sie sich etwas Inspiration. Trainieren Sie mit verschiedenen Leuten. Versuchen Sie es einmal mit einer etwas weniger einförmigen
Gruppe, oder suchen Sie sich Trainingspartner, die Ihnen besser liegen.
Training mit Partnern, die vielleicht etwas fitter sind als Sie selbst, bringt
neue Motivation.

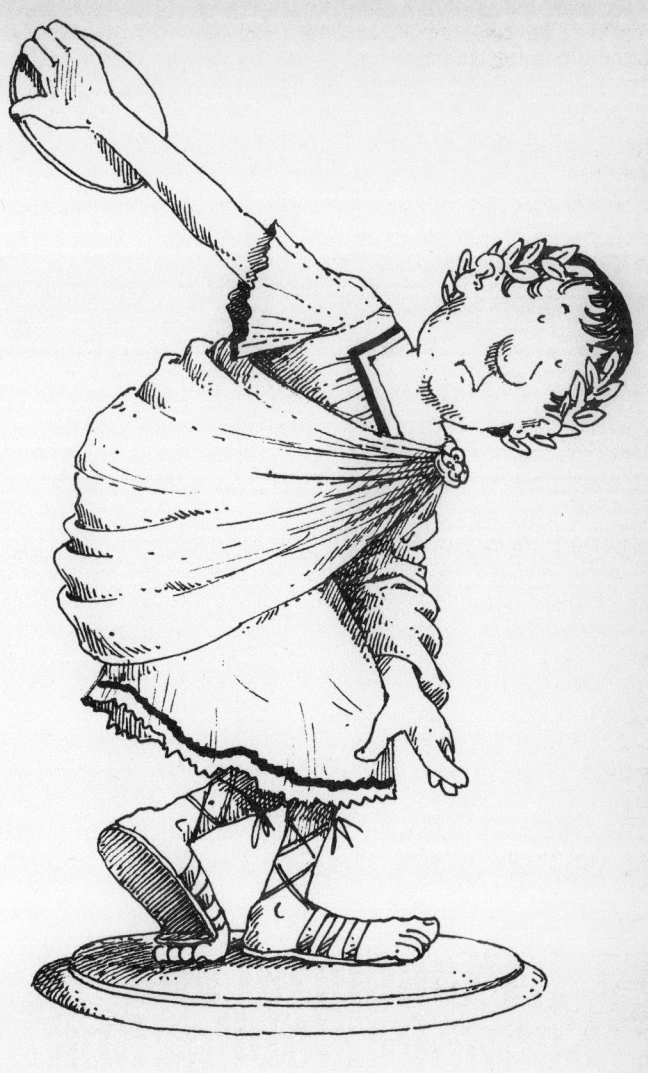

Die alten Römer . . .

...schon resümierten, daß nur in einem gesunden Körper auch ein gesunder Verstand wohnen könne.

Und sie taten etwas für ihren Körper. Heute würde man es Allround-Fitness-Training nennen. Menschen, die rundherum fit sind – körperlich und geistig –, vermögen mehr zu leisten als andere. Das gilt auch für den Umgang mit Geld.

 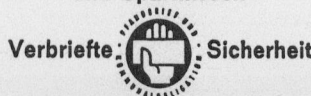

■ Wärmen Sie sich immer auf, hören Sie niemals ohne «Cool down» auf

Fangen Sie erst mit dem Training an, nachdem Sie sich aufgewärmt und gedehnt haben. Beenden Sie Ihren Trainingsabschnitt mit Dehnen, während Sie abkühlen.

■ Überprüfen Sie Ihren Fortschritt

Seien Sie sich immer darüber bewußt, wo Sie stehen und was Sie tun. Führen Sie ein Fitness-Tagebuch und, wenn möglich, testen Sie Ihre Fitness in periodischen Abständen (157 ff.).

■ Nicht lockerlassen

Wie Wachstum oder Erholung, ist auch Ihre Fitness ein stetiger, aber gradueller Prozeß. Sie sollten keine Wunder über Nacht erwarten, denn Ihr Körper arbeitet nicht so. Unglücklicherweise arbeitet er sogar viel schneller in die andere Richtung: Sie können Ihre Fitness sehr schnell verlieren, wenn Sie nicht trainieren. Man ist sich noch nicht ganz im klaren, wie dies passiert, und es gibt viele Theorien darüber, wie schnell und wie umfangreich der Verlust sein kann. Als Faustregel gilt: Sie büßen Ihre Fitness in Abhängigkeit von Ihrem Fitnessniveau zwei- bis viermal so schnell ein, wie Sie sie gewinnen. Je höher das Niveau, desto schneller verlieren Sie es. Man braucht zwei bis vier Monate, wiederum abhängig von Ihrem Fitnessniveau, um die Fitness wiederzugewinnen, die Sie nach einem Monat Trainingspause verloren haben. Also lassen Sie nicht locker.

■ Nehmen Sie Veränderungen immer langsam vor

Unbehagen, Müdigkeit, ja sogar Verletzungen sind das Resultat, wenn Sie Ihrem Körper ein Übungsprogramm zumuten, auf das er nicht vorbereitet ist. Widerstehen Sie der Versuchung, sich einer Gruppe anzuschließen, die sich schon weit über Ihrem Niveau befindet. Halten Sie sich an die, die Ihrem eigenen Level näher sind. Eine abrupte Änderung sollte Sie nicht interessieren. Fitness ist eine permanente Investition auf lange Sicht.

■ Nehmen Sie es leicht, wenn Sie wieder neu anfangen müssen

Wenn Sie infolge von Krankheit, Verletzungen oder aus anderen Gründen zeitweise Ihr Training unterbrechen müssen, fangen Sie nicht da wieder an, wo Sie aufgehört haben. Beginnen Sie auf einem etwas niedrigeren Niveau. Sind Sie im Zweifel, ist es immer besser, weniger intensiv zu beginnen, um sich dann wieder auf die alte Stufe zurückzuarbeiten.

■ Sind Sie im Zweifel, prüfen Sie

Es gibt keine generellen Richtlinien dafür, wer trainieren sollte und wer es lassen sollte. Wir glauben, daß fast jeder trainieren kann und auch sollte. Es gibt gesundheitliche Probleme, die den Trainingsumfang und die Trainingsintensität limitieren, aber es gibt kaum Probleme, die Training unmöglich machen. Die Frage ist also nur, wo man auf der Trainingsintensitäts-Skala beginnen sollte. Sind Sie 30, ohne große ‹medizinische Vergangenheit›, haben Sie nie geraucht oder waren Sie nie übergewichtig, so sind Sie durchaus in der Lage, auf einem bequemen Niveau zu arbeiten, das sich dadurch auszeichnet, daß Sie gerade ein wenig mehr atmen müssen als normal. Haben Sie jedoch vor, ernsthaft und häufig zu trainieren und sich im Training auszulasten, wäre es ratsam, Ihren Arzt zu konsultieren und sich vor Ihrem Trainingsbeginn untersuchen zu lassen. Sind Sie 40 oder älter und hatten bisher wenig Bewegung, sind Sie Raucher oder benutzen Sie Schlaftabletten? Wenn Sie Probleme mit Ihrem Herz haben oder hatten, Probleme mit der Lunge oder anderen inneren Organen, wenn Sie behindert sind oder aber im Zweifel über Ihren Gesundheitszustand, sollten Sie sich von Ihrem Arzt gründlich untersuchen lassen, bevor Sie in ein Trainingsprogramm einsteigen. Es ist in Ihrem eigenen Interesse.

■ Wissen und fühlen

Sie werden mehr Spaß am Training haben, wenn Sie wissen, welche Effekte es auf Ihren Körper hat. Es ist also Ihr Recht zu wissen, was die Grundlagen des Trainings sind, wie sie in diesem Kapitel und in Kapitel 1 beschrieben wurden. In den folgenden Kapiteln sind die Muskeln, die bei den Übungen trainiert werden, am Ende einer jeder Übungsbeschreibung aufgelistet und abgebildet. Schauen Sie sich dazu zur besseren Anschauung und Beschreibung der Muskeln und ihrer Funktionen die Seiten 164 bis 168 an.

■ Lassen Sie sich von Ihrem Fitness-Tagebuch führen

Sie brauchen keine Trainingslisten, um Ihr Training zu genießen, aber auch nur wenige Aufzeichnungen tragen sehr dazu bei, daß Sie ein besseres Gefühl dafür bekommen, was Sie tun. Ein Trainingsbuch ist nicht nur die dauernde Dokumentation Ihrer Fitness, es ist auch der geschriebene Beweis für die Fortschritte, die Sie machen.
Sie sollten Ihr Trainingsbuch so einfach wie möglich führen, wenn Sie nicht Leistungssportler sind und über eine Unzahl von Fakten Buch füh-

Datum

	1	2	3	4	5	6	7	8	9	10	11	12	13	14	15	16	17	18	19	20
Sequenz																				
Belastungs-niveau																				
Runden																				
Zeit																				

ren wollen. Alles, was Sie brauchen, ist eine in Spalten aufgeteilte Standardtabelle. In jede Spalte tragen Sie das Datum der jeweiligen Trainingssequenz ein, zusätzlich die Anzahl der trainierten Sequenzen, den Übungswiderstand und die Anzahl der absolvierten Runden. Letztendlich auch die Gesamtzeit, die Sie für Ihr Training benötigen. Das ist alles an Daten, was Sie brauchen. Nach Wochen und Monaten des Trainings können Sie einfach zurückschauen und Ihren Fortschritt feststellen – oder aber das Gegenteil. Indikatoren für eine gestiegene Fitness wären ein höherer Widerstand, eine größere Anzahl von Runden und eine insgesamt kürzere Trainingszeit. Wollen Sie einen praktischen Beweis für den Fortschritt, den Ihnen Ihre Tabelle zeigt, trainieren Sie einfach noch mal ein früheres Trainingsniveau. Wahrscheinlich werden Sie es viel zu einfach finden. Ein einfacher Beweis für Ihren Fortschritt.

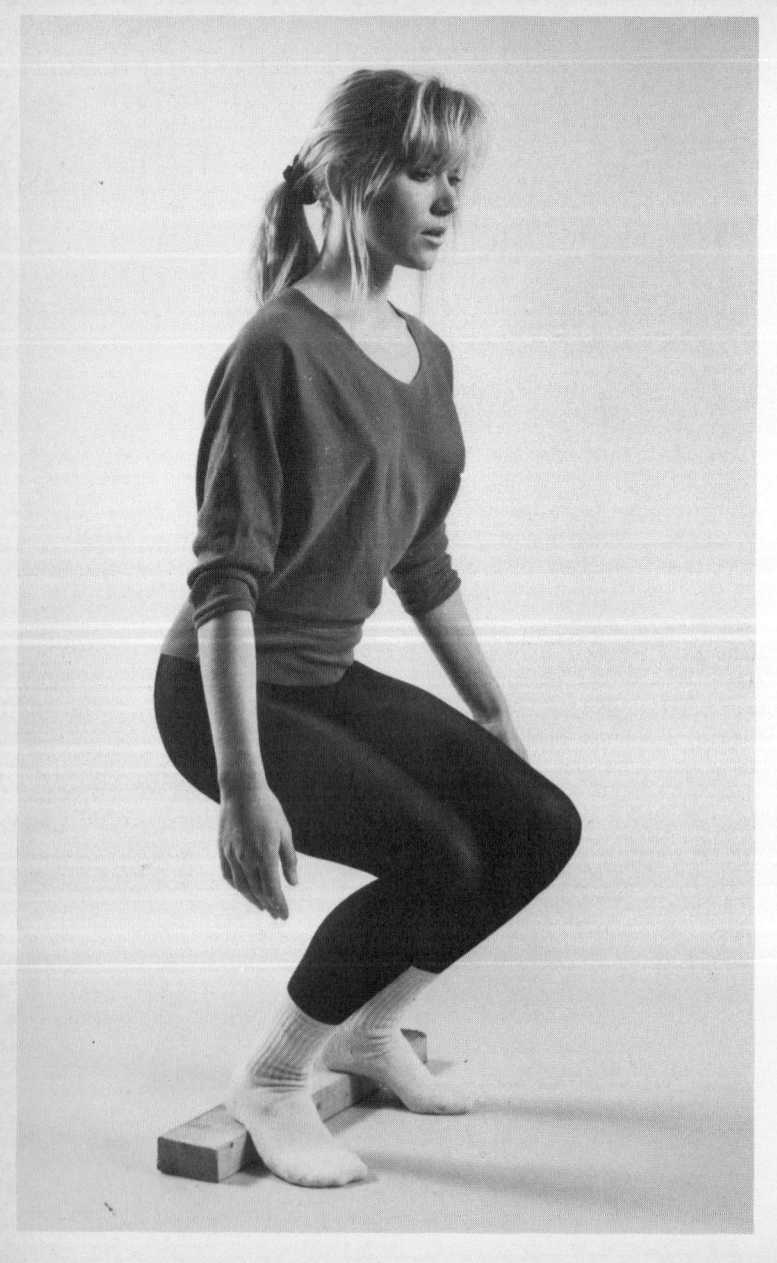

Kapitel 3:
Das Allround-Fitness-Training

Freies Sequenztraining

Überall, wo Sie Platz haben, sich auszustrecken, können Sie die Vorteile des Sequenztrainings genießen, ob zu Hause oder auf Reisen. Sie brauchen keine spezielle Ausrüstung. Gewöhnliche Haushaltsgegenstände und Möbel reichen aus.

Es gibt drei Sequenzen mit je fünf Übungen. Beginnen Sie mit Sequenz 1, da diese Übungen viele der hauptsächlichen Bewegungen des täglichen Lebens nachahmen. Sie werden schnell herausfinden, daß diese Übungen Ihrem Fitnessbedürfnis sehr nahe kommen. Wenn Sie sich in der ersten Sequenz sicher fühlen, können Sie auch dazu übergehen, Sequenz 2 und Sequenz 3 zu trainieren. Die meisten auch in Sequenz 1 trainierten Muskeln werden hier trainiert, jedoch in verschiedenen Bewegungsmustern.

Testen Sie sich als erstes, um den richtigen Anfangswiderstand für sich herauszufinden. Ihr *Belastungsniveau A* wäre dann erreicht, wenn Sie 20 Wiederholungen einer Übung leicht bewältigen. *Niveau B*, wenn es Ihnen am Anfang schwerfällt, die Übung auszuführen. *Niveau C* wären dann die Belastungen, die Sie am Anfang noch nicht bewältigen können.

Sie sollten alle fünf Übungen einer Sequenz auf demselben Niveau durchführen. Sollten Sie z. B. bemerken, daß Sie am Anfang des Sequenztrainings zwei Übungen der ersten Sequenz auf Niveau A und drei auf Niveau B durchführen könnten, so sollten Sie alle fünf auf Niveau A durchführen.

Während Sie so in den Muskeln, die es nötig haben, die Fitness aufbauen, tragen Sie auch insgesamt zur Erweiterung der Ganzkörperfitness bei. Würden Sie aber mit zwei Übungen auf dem A-Niveau und mit drei auf dem B-Niveau anfangen, würde das Ungleichgewicht nur noch größer. Die «A»-Gruppe würde die «B»-Gruppe nie einholen können.

Einige Hilfsmittel

Sie brauchen nur wenige alltägliche Dinge als Hilfsgegenstände:

● Zwei stabile Küchenstühle oder Gartenbänke mit geradem Rückenteil und gepolsterten Sitzen, oder Sitzen, die Sie mit einem Kissen polstern können.

● Ein großes Sofakissen oder andere relativ harte, massive Kissen, die straff mit einem schweren Stoff bezogen sind.

● Einen soliden stabilen Küchentisch, Schrank oder Picknicktisch mit genügend Platz, damit man, unter ihm auf dem Rücken liegend, mit den Händen die Kante erreichen kann. Der Tisch sollte stabil genug sein, damit er nicht umkippt, wenn Sie die Tischkante mit Ihrem vollen Gewicht belasten.

● Einen Teppich oder etwas Weiches zum Unterlegen, wenn Sie auf dem harten Fußboden liegen.

Trainingspraxis

Im folgenden ein Fahrplan für einen Trainingsabschnitt:

Umziehen: Am bequemsten läßt sich in weiter oder elastischer Kleidung, die freie Bewegungen erlaubt und nicht behindert, trainieren. Kurze Hosen und T-Shirt, Gymnastikanzüge und andere Sportkleidung sind passend. Im Haus können Sie, wenn Sie wollen, Schuhe tragen, sie sind aber nicht unbedingt notwendig.

Aufwärmen: Wärmen Sie sich kontinuierlich bis zu Ihrer Übungs-Pulsfrequenz (siehe Seite 48f.) auf. Dies sollte in 10–12 Minuten geschehen, indem Sie die größeren Muskelgruppen trainieren. Leichtes Jogging, Jogging auf der Stelle oder zügiges Treppauf- und Treppablaufen.

Dehnen: Beenden Sie Ihr Aufwärmtraining mit Stretching (Stretching-Übungen siehe Seite 131ff.).

Übungen: Wiederholen Sie jede Übung 15mal. Beginnen Sie mit Übung 1, und beenden Sie die Sequenz mit Übung 5. (Beachten Sie die Hinweise für Widerstand, Anzahl der Runden und Steigerungen.)

Ausdehnen: Nachdem Sie das Training beendet haben, sollten Sie sich etwa fünf Minuten ‹ausdehnen›. Dehnen Sie vorsichtig jede Muskelgruppe, die sich durch die Trainingsbelastung steif anfühlt.

Waschen oder Duschen: Nehmen Sie sich Zeit, und genießen Sie diesen «Nachtrainingsluxus», lassen Sie ihn nicht aus. Es ist ein wichtiger Bestandteil des Abkühlens nach dem Training.

Umziehen: Jetzt ist Zeit, sich noch einmal durch den Kopf gehen zu lassen, was Sie getan haben, und Ihre täglichen Bemerkungen in Ihr Trainingsbuch einzutragen. Lassen Sie sich immer ein wenig Zeit für solche Aktivitäten, während Sie sich nach dem Training umziehen.

Trainingslevel, Rundenanzahl und Leistungssteigerung

Waren Sie früher eher etwas zurückhaltend, was körperliche Bewegung anging, dann dürfte eine Runde auf Belastungsniveau A für die erste Trainingsperiode genug sein. Sollten Sie sich nach dem ersten Training steif fühlen, erhöhen Sie nicht Ihr Trainingspensum, bevor Sie nicht zwei- oder dreimal Ihr Anfangspensum geschafft haben.

Sind sie soweit, Ihr Trainingspensum zu erweitern, tun Sie das, indem Sie die Anzahl der Runden pro Trainingsabschnitt erhöhen. Sie sollten nicht direkt eine ganze Runde zusätzlich machen, sondern schrittweise steigern: zwei Runden plus eine Übung, zwei Runden plus zwei Übungen usw., bis Sie drei Runden komplett schaffen. Bauen Sie so bis zu fünf Runden auf.

Sind Sie dann in der Lage, fünf Trainingsrunden leicht durchzustehen, sollten Sie beginnen, die gesamte Trainingszeit zu verkürzen, indem Sie die Ruhepausen zwischen den einzelnen Übungen auslassen. Sind Sie in der Lage, fünf Runden durchgehend zu trainieren, fangen Sie an, den Widerstand bei jeder Übung zu erhöhen. Auch hier wieder Schritt für Schritt. Springen Sie nicht von fünf Runden Niveau A auf fünf Runden Niveau B. Solch eine Steigerung in der Trainingsintensität könnte schädlich sein. Nehmen Sie es leicht. Fangen Sie mit drei Runden auf Niveau B an, gehen Sie dann auf drei Runden plus eine Übung, drei Runden plus zwei Übungen usw., bis Sie fünf Runden auf Niveau B schaffen.

Die beanspruchte Muskulatur

Die jeweils beanspruchte Muskulatur ist aufgeführt und in den abgebildeten Figuren dunkel dargestellt. (Siehe Beschreibung der Muskeln und ihrer Funktionen auf Seite 164–168.)

Sequenz 1

1 Kniebeugen

Übung für Bein- und Hüftmuskulatur

Stellen Sie die Füße etwa 30 cm auseinander. Die Zehen sollten leicht nach
außen zeigen. Beugen Sie die Knie,
und gehen Sie nach unten, indem Sie
den Rücken so gerade wie möglich halten. Dann gehen Sie zurück in die Ausgangsposition. Führen Sie die Übung
flüssig aus. Atmen Sie ein beim Herun-
tergehen, atmen Sie aus, wenn Sie
hochgehen.

Belastungsniveaus:
A Oberschenkel fast waagerecht
B Oberschenkel waagerecht
C tiefe Kniebeuge, Oberschenkel
   unterhalb der Waagerechten

Häufige Fehler:
Oberkörper ist vorwärts gebeugt, der
Rücken sollte während der gesamten
Übung gerade bleiben.
Plötzliche, ruckartige Auf- und Abbe-
wegungen wie beim Springen und zu
hohe Geschwindigkeit überlasten die
Knie.

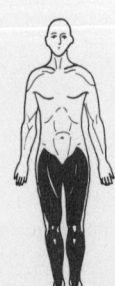
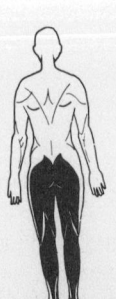

Trainierte Muskeln:
   Quadriceps
   Adductoren
   Glutaens maximus

Sequenz 1

2 Dips / Armbeugen

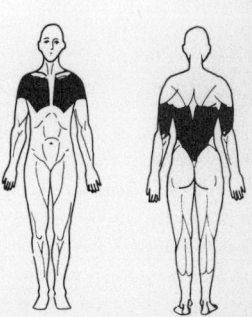

Übung für Brust- und Armmuskulatur

Stellen Sie zwei stabile Stühle Rücken an Rücken ungefähr 60 cm voneinander entfernt auf. Stellen Sie sich zwischen die Stühle, und ergreifen Sie mit festem Griff die Stuhllehnen, so daß Sie sich selbst mit Ihren Armen unterstützen können. Beugen Sie nun die Knie, und halten Sie einen Teil des Körpergewichts mit den Armen, während Sie die Knie beugen und nach unten gehen. Strecken Sie dann Ihre Arme, und helfen Sie mit Ihren Beinen, um wieder in die aufrechte Position zu gelangen.

Belastungsniveaus:
A mit viel Beinunterstützung
B mit wenig Beinunterstützung
C kaum oder gar keine
   Beinunterstützung

Häufige Fehler:
Durch zuviel Beinunterstützung zuwenig
Belastung der Arme.

Trainierte Muskulatur:
   Pectoralis
   Triceps
   Latissimus
   Deltoideus anterior

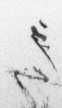

Sequenz 1

3 Hyperextensionen / Überstreckungen

Übung für Rücken- und Hüftmuskulatur

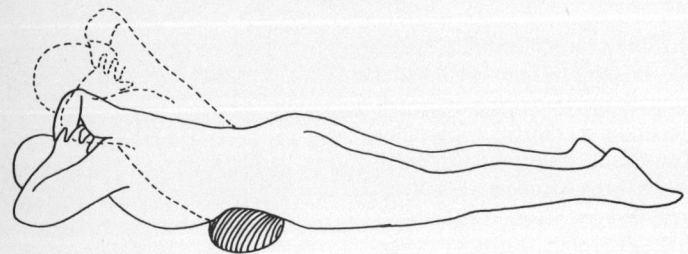

Legen Sie sich mit dem Bauch auf den Boden, mit einem unterstützten
Kissen unter dem Bauch, und fixieren Ihre Beine mit den nötigen
Hilfsmitteln. Heben Sie nun Ihren Oberkörper gleichmäßig bis zum
Anspannen der Gesäßmuskulatur an. Halten Sie diese Position kurz.
Lassen Sie den Oberkörper jetzt langsam und kontrolliert in die Aus-
gangsposition sinken.

Belastungsniveaus:
A mit angelegten Armen
B mit hinter den Nacken gebeugten Armen
C mit über dem Kopf ausgestreckten Armen

Häufige Fehler:
Der Oberkörper wird ruckartig
angehoben anstatt durch
stetige Muskelkraft.

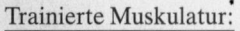

Trainierte Muskulatur:
   Erector spinae
   Biceps (Bein)
   Glutaeus maximus
   Adductor magnus

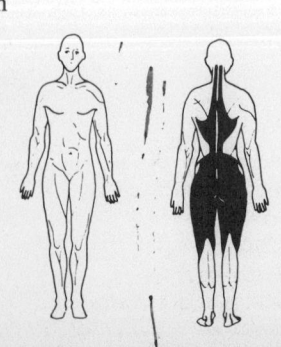

Sequenz 1

■4 Pull up / Hochziehen

Übung für Armmuskeln und die Muskeln um den Schultergürtel

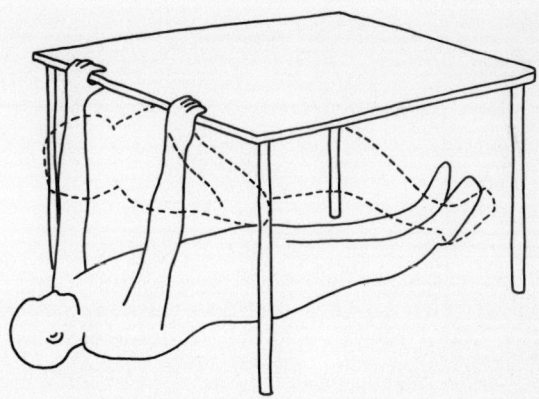

Legen Sie sich auf den Rücken unter einen Tisch, fassen Sie die Tisch-platte am Rand und ziehen sich mit Ihren Armen am Tisch hinauf (ver-sichern Sie sich, daß der Tisch nicht kippt). Ziehen Sie sich so hoch wie möglich, und lassen Sie sich dann langsam und gleichmäßig wieder her-unter.

Belastungsniveaus:
A   mit in den Knien gebeugten Beinen
B   mit geraden Beinen
C   mit weitem Griff, am besten die gegenüberliegenden
    Ecken des Tisches fassen

Häufige Fehler:
Die Arme sind zwischen den einzelnen
Wiederholungen nicht voll gestreckt.

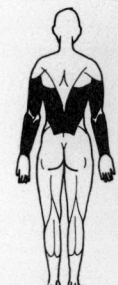

Trainierte Muskulatur:
    Biceps, Triceps,
    Latissimus, Pectoralis,
    Subscapularis, Deltoideus posterior

Sequenz 1

5 Curls / Aufrollen

Übung für die Bauchmuskulatur

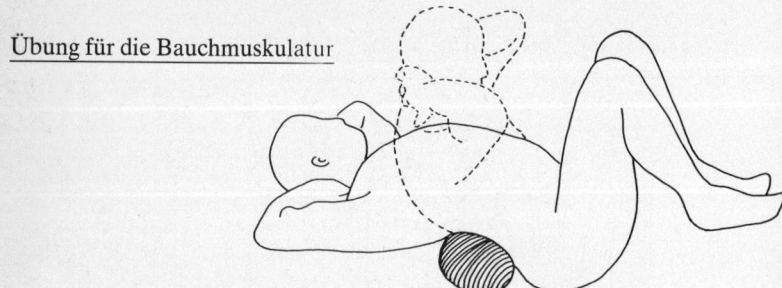

Legen Sie sich auf den Rücken, am besten über ein Kissen wie abgebildet. Ziehen Sie jetzt gleichmäßig Ihren Oberkörper nach oben, und
lassen Sie dabei Ihren unteren Rücken, die Hüften und Beine auf dem
Kissen bzw. auf der Erde. Halten Sie Kopf und Nacken dabei in einer
Linie mit dem Körper, und gehen Sie langsam in Ihre Ausgangsposition zurück.

Belastungsniveaus:
A mit angelegten Armen
B mit hinter dem Kopf verschränk-
   ten Händen
C mit gerade über den Kopf ausge-
   streckten Armen

Häufige Fehler:
Erzeugung eines Drehmoments
durch Beschleunigungsbewegungen
mit Kopf und Hals; das macht die
Übung leichter, aber ineffektiver.
Zu starkes Vorbeugen mit Kopf
oder Hals während der gesamten
Übung.

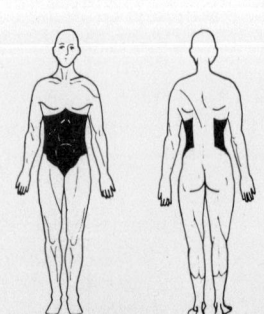

Trainierte Muskulatur:
   Rectus abdominis
   Internus abdominis
   Transversus abdominis

Sequenz 2

1 Gerade Hüftbeuge

<u>Übung für Oberschenkel- und Hüftmuskulatur</u>

Stellen Sie sich auf Zehenspitzen, und halten Sie sich z. B. an einem Stuhl fest. Beugen Sie jetzt aus den Knien rückwärts, halten Sie die Hüfte gerade und den Oberkörper in einer Linie mit dem Oberschenkel. Beugen Sie die Knie, und gehen Sie nach unten. Gehen Sie wieder zurück in die Ausgangsposition, bis die Knie fast gestreckt sind. Lehnen Sie sich wieder zurück und wiederholen Sie. Die stützende Hand hält nur das Gleichgewicht, gebrauchen Sie nicht den Arm, um sich selbst hochzuziehen.

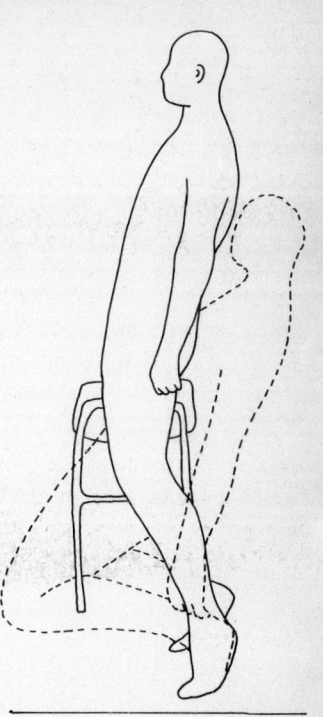

<u>Belastungsniveaus:</u>
A leicht rückwärts beugen
B stärker rückwärts beugen
C so weit wie möglich rückwärts beugen

<u>Häufige Fehler:</u>
Ausruhen, indem man nicht weit genug den Rücken beugt und/oder indem man die Knie während der Wiederholungen ganz streckt.

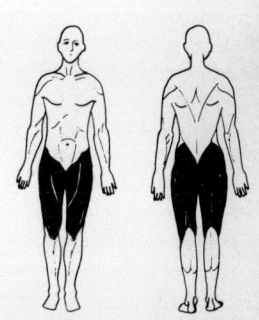

Trainierte Muskulatur:
   Quadriceps
   Biceps (Bein)
   Adductor magnus
   Glutaeus maximus

Sequenz 2

2 Twist

Übung für die Rumpfmuskulatur

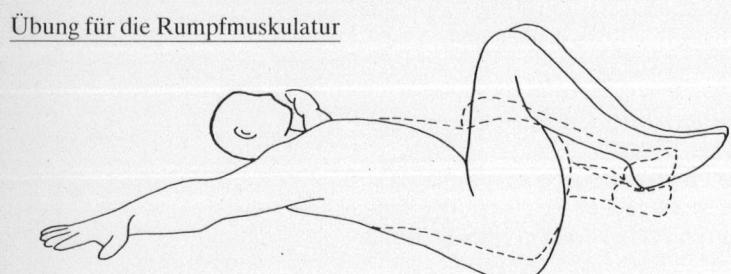

Liegen Sie auf dem Rücken mit den Armen zu beiden Seiten ausge-
streckt. Handflächen zeigen auf den Boden. Die Hüfte ist 90 Grad gebeugt, Knie sind gebeugt. Schwingen Sie jetzt sanft die Beine von Seite
zu Seite, fast bis auf den Boden.
Merke: Diese Übung ist nicht empfehlenswert für Personen mit
Rückenproblemen.

Belastungsniveaus:
A Knie gebeugt
B Beine leicht gestreckt
C Beine ganz gestreckt

Häufige Fehler:
Die Hüfte ist zu sehr gebeugt, die Knie sind fast bis
an den Brustkorb angezogen.

Trainierte Muskulatur:
    Obliquus externus und internus abdominis
    Rectus abdominis
    Rotatoren
    Multifidus
    Erector spinae
    Pectoralis major
    Rhomboideus major und minor
    Trapezius transversalis

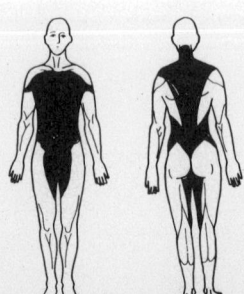

Sequenz 2

3 Lats (Drücken)

Übung für Armmuskeln
und die seitliche
Oberkörpermuskulatur
sowie Rückenmuskulatur

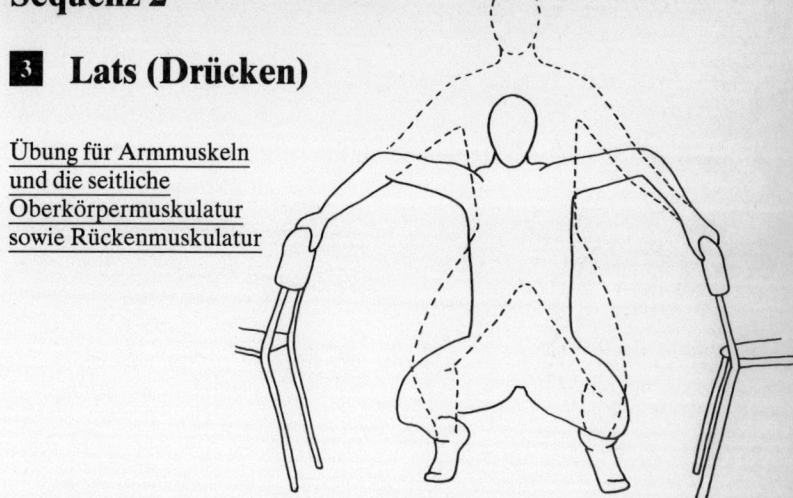

Stellen Sie zwei Stühle Rücken an Rücken etwa in doppelter Schulter-
breite Abstand auf. Stellen Sie sich mit gebeugten Beinen zwischen die
Stühle, und ergreifen Sie deren Lehnen. Benutzen Sie jetzt die Arme,
um Ihren Körper hochzubewegen, während sich die Knie strecken.

Belastungsniveaus:
A Beine helfen
B Beine helfen weniger
C Beine helfen kaum und nur so viel, damit die Übung
   ausgeführt werden kann

Häufige Fehler:
Zuviel Beinarbeit, zuwenig Körperarbeit.

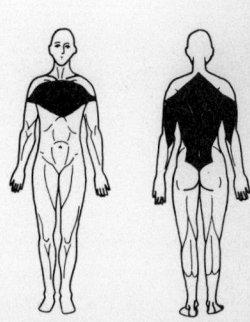

Trainierte Muskulatur:
   Latissimus
   Rhomboideus major und minor
   Trapezius transversalis
   Pectoralis
   Triceps

Sequenz 2

▪4 Anheben der Beine in Bauchlage

Übung für Rücken- und Hüftmuskulatur

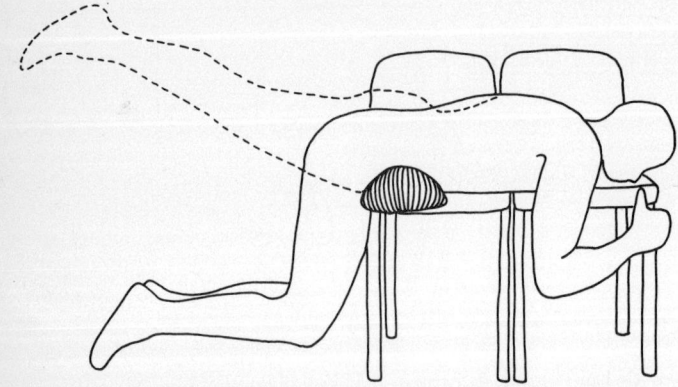

Legen Sie sich bäuchlings auf zwei Stühle oder eine Bank, so daß die Hüfte sich gerade über die gepolsterte Kante beugt. Greifen Sie unter den Stuhl, um Ihren Körper zu stabilisieren. Die Beine sollten geschlossen sein, während Sie sie ausstrecken und wieder anziehen, um so die Hüfte zu strecken und zu beugen. Halten Sie kurz die gestreckte Position, und kehren Sie dann langsam und geschmeidig in die Ausgangsposition zurück.

Belastungsniveaus:
A Knie gebeugt
B Beine fast gestreckt
C Beine vollkommen gestreckt

Häufige Fehler:
Zu schnelle Bewegung mit wenig oder
keiner Pause in der gestreckten Position

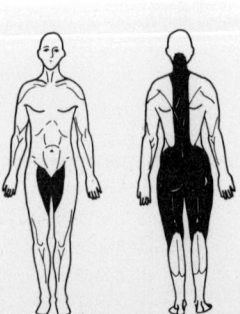

Trainierte Muskulatur:
   Glutaeus maximus
   Adductor magnus
   Biceps (Bein)
   Erector spinae

Sequenz 2

5 Armpressen vorgebeugt

Übung für Schulter- und Armmuskulatur

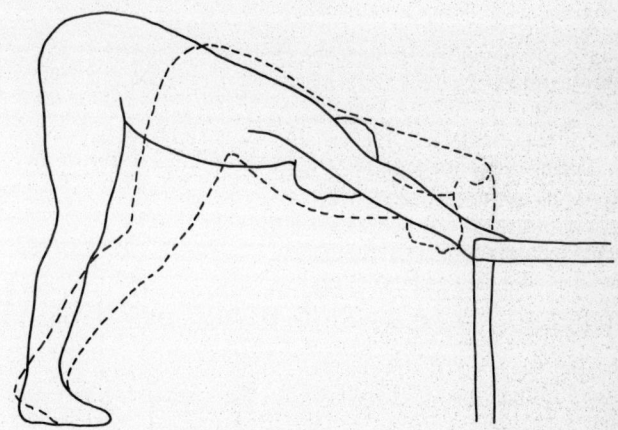

Benutzen Sie einen feststehenden Tisch oder einen Tisch, den Sie gegen eine Wand gestellt haben, so daß er nicht wegrutschen kann, stellen Sie sich etwas weiter vom Tisch weg, und legen Sie Ihre Hände mit gestreckten Armen auf seine Kante. Beugen Sie nun die Arme, und lassen Sie Ihren Körper langsam auf den Tisch zukommen. Dann strecken Sie die Arme wieder völlig und kehren zurück in die Startposition.

Belastungsniveaus:
A nahe am Tisch
B etwas weiter weg
C so weit wie möglich vom Tisch entfernt

Häufige Fehler:
Ruckartige anstatt gleichmäßige Bewegung

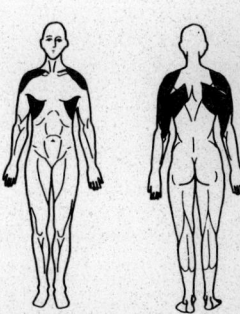

Trainierte Muskulatur:
  Serratus anterior
  Trapezius
  Deltoideus
  Triceps

Sequenz 3

▮ Strecksprünge

Übungen für Bein- und
Hüft-Streckmuskulatur

Starten Sie in einer aufrechten Hocke,
Knie, Hüfte und Fußgelenke gebeugt,
den Fußboden mit den Fingerspitzen
berührend. Halten Sie den Rücken
gerade. Springen Sie hoch, und strecken
Sie Ihre Arme nach oben, landen Sie
auf den Zehenspitzen und kehren so
zurück in Ihre Startposition. Die Fingerspitzen sollten wieder den Fußboden
berühren.

Belastungsniveaus:
A   kleiner Sprung
B   höherer Sprung
C   so hoch wie möglich springen

Häufige Fehler:
Die Finger berühren den Boden nicht
in der Startposition.
Arme sind in der Sprungposition nicht
ganz gestreckt.

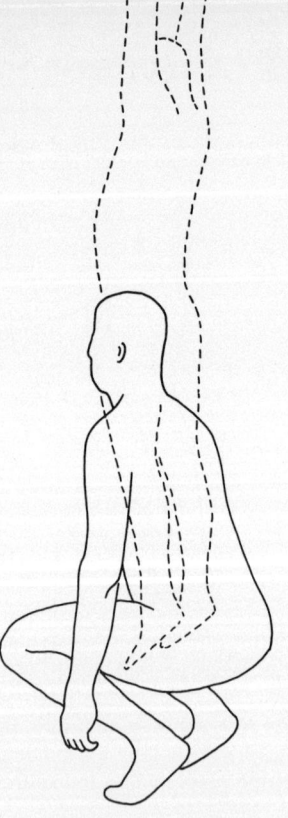

Trainierte Muskulatur:
   Glutaeus maximus
   Biceps (Bein)
   Adductoren
   Quadriceps
   Gastrocnemius
   Soleus
   Erector spinae
   Fußbeuger

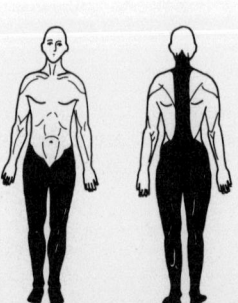

Sequenz 3

2 Wiege-Brücke

Übung für Oberkörper- und Armmuskulatur

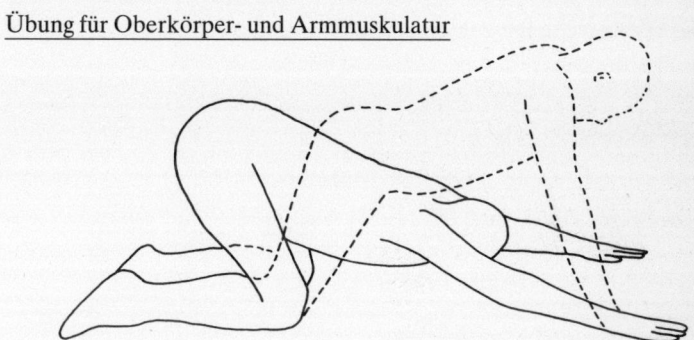

Knien Sie auf den Fußboden mit ausgestreckten Armen, Handflächen am Fußboden. Schieben Sie den Körper nach vorn in Richtung Hände, und kehren Sie gegen den Armwiderstand zurück in die Anfangsposition.

Belastungsniveaus:
A   wenig Gewicht auf den Armen, stark gebeugte Hüfte
B   mehr Gewicht auf den Armen, weniger stark gebeugte Hüfte
C   maximales Gewicht auf den Armen, Hüfte fast gestreckt

Häufige Fehler:
Hüftmuskulatur anstatt der Armmuskulatur verrichtet die Arbeit.

Trainierte Muskulatur:
    Latissimus
    Teres major
    Pectoralis
    Triceps
    Rectus abdominis
    Obliquus internus und externus

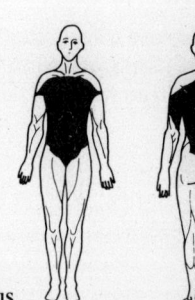
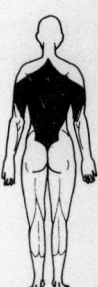

Sequenz 3

3 Oberkörper in Seitlage anheben

Übung für die Muskulatur an der Seite des Oberkörpers

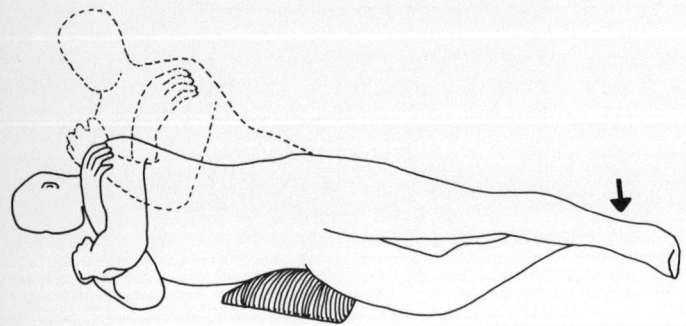

Legen Sie sich auf die Seite, und beugen Sie das untere Bein. Fixieren
Sie es mit dem darüberliegenden Bein und nehmen Sie eine zusätzliche
Fixation zu Hilfe (Pfeil). Die obere Hüfte sollte leicht vor der unteren
Hüfte stehen. Heben Sie jetzt den Oberkörper an, und halten Sie die
aufrechte Position für kurze Zeit. Lassen Sie sich gleichmäßig wieder
in die Ausgangsposition zurückgleiten. Üben Sie zu beiden Seiten.

Belastungsniveaus:
A mit angelegten Armen
B Arme vor der Brust gekreuzt
C Arme über den Kopf gestreckt

Häufige Fehler:
Die Hüfte wird nach hinten rotiert, so daß sie nach
oben zeigt. Das trainiert die Hüftbeuger anstelle
der Muskeln an der Seite des Körpers.

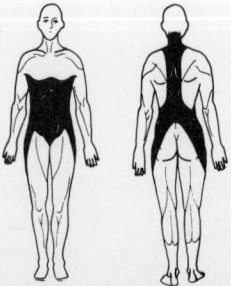

Trainierte Muskulatur:
    Quadratus lumborum
    Glutaeus maximus
    Erector spinae
    Obliquus externus und internus

Sequenz 3

4 Breitarmige Liegestütze

Übung für Arm- und Brustkorbmuskulatur

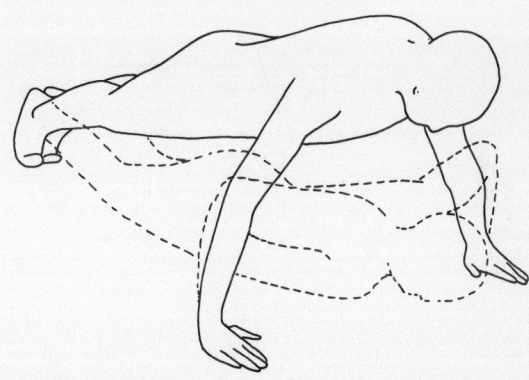

Plazieren Sie Ihre Hände breiter als Ihre Schultern. Beugen Sie die
Arme und drücken Sie sich wieder in Ihre Ausgangsposition.

Belastungsniveaus:
A Ausführung im Knien, Füße überkreuzt
B nur wenig Gewicht auf den Knien
C Beine und Körper sind gerade, das Gewicht auf den Zehen
    (siehe Abb.)

Häufige Fehler:
Zuviel Gewicht auf den Knien im Belastungsniveau A und B. Der Körper ist nicht genug
gestreckt auf dem C-Niveau.

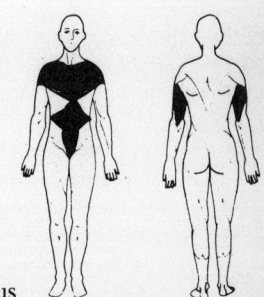

Trainierte Muskulatur:
    Pectoralis
    Deltoideus
    Triceps
    Rectus abdominis
    Obliquus internus und externus

Sequenz 3

5 Hüftanheben

Übung für die Bauchmuskulatur

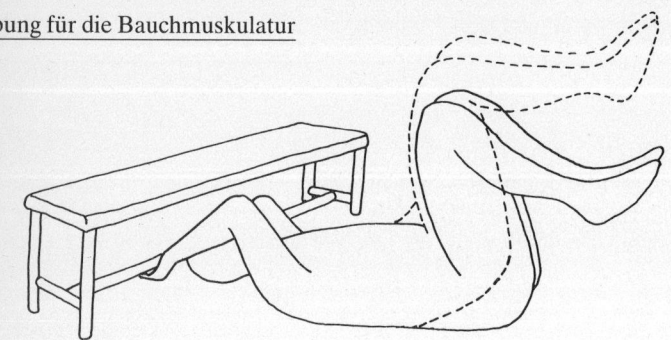

Legen Sie sich auf den Rücken, mit den Händen über dem Kopf gestreckt. Handflächen zeigen nach oben. Zur größeren Bequemlichkeit
beugen Sie die Ellbogen. Greifen Sie nach einer Bank oder einem anderen feststehenden Widerstand. Heben Sie jetzt Knie und Becken gerade nach oben, indem Sie die Bauchmuskulatur anspannen. Senken
Sie langsam die Hüfte.
Merke: Diese Übung ist nicht empfehlenswert für Personen mit Rük-
kenproblemen.

Belastungsniveaus:
A Hüfte stark gebeugt
B Hüfte weniger stark gebeugt
C Hüfte nicht mehr als 90 Grad gebeugt

Häufige Fehler:
Die Knie werden an den Brustkorb
herangezogen

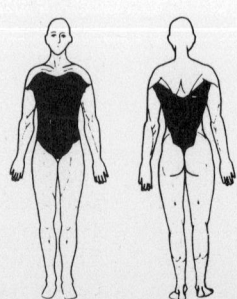

Trainierte Muskulatur:
    Rectus abdominis
    Obliquus internus und externus
    Latissimus
    Pectoralis
    Teres major

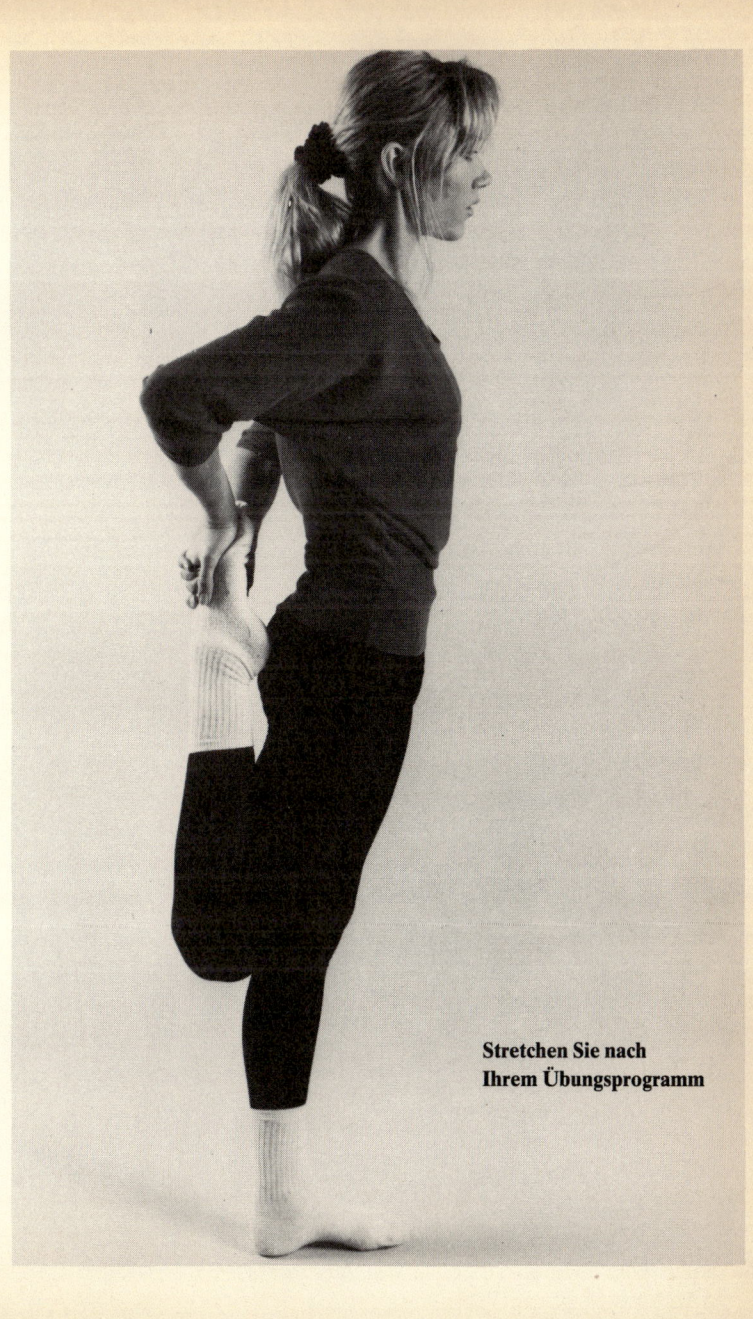

**Stretchen Sie nach
Ihrem Übungsprogramm**

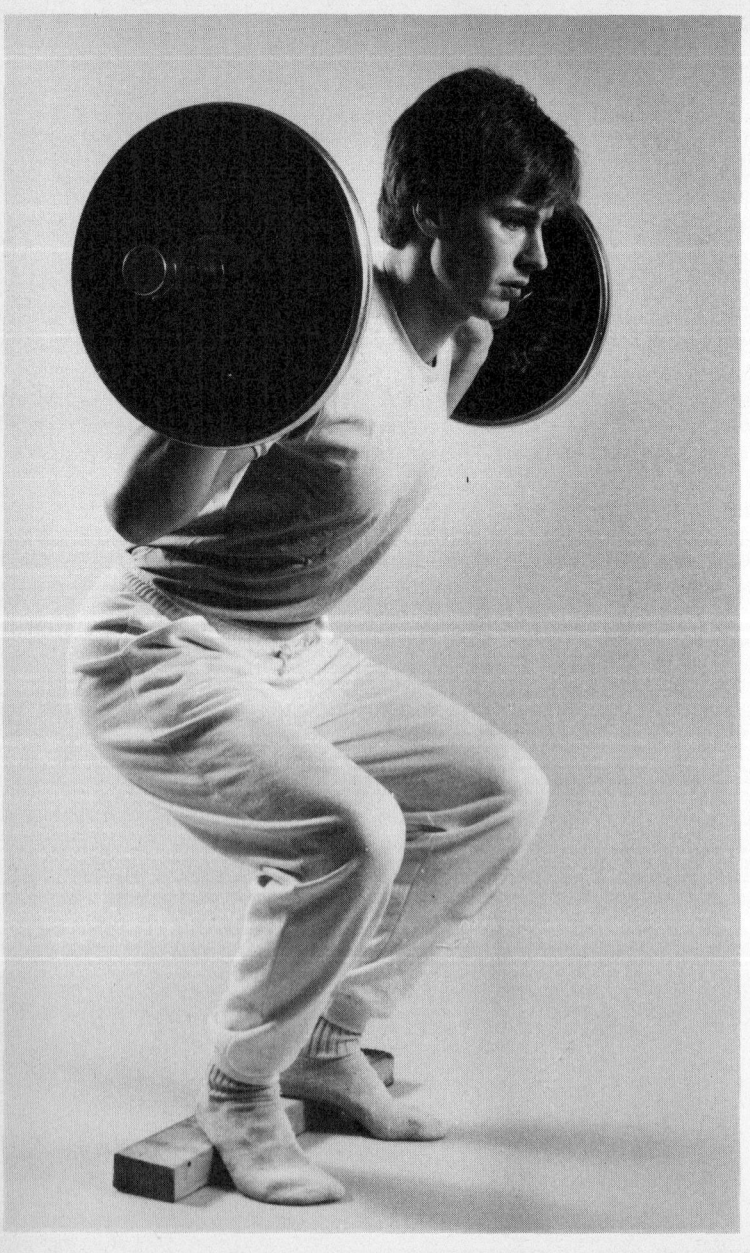

Sequenztraining mit konventionellen Geräten

Um mit freien Gewichten oder konventionellen Trainingsgeräten Sequenztraining zu betreiben, braucht man mehr Erfahrung als für das freie Sequenztraining oder für das Sequenztrainingssystem. Haben Sie keine früheren Erfahrungen mit Gewichtstraining, sollten Sie sich einem Anleiter anvertrauen, der Ihnen den sicheren Umgang mit den Gewichten beibringt, bevor Sie damit beginnen.

Auch hier gibt es wieder drei Sequenzen mit fünf Übungen. Beginnen Sie mit Sequenz 1, die in allen Übungen viele Bewegungen des täglichen Lebens trainiert. Fahren Sie fort, Sequenz 1 zu trainieren, bis Sie relativ leicht die Übungen bewältigen und Sie mit den Gewichten und den anderen Ausrüstungsgegenständen zurechtkommen. Sie werden feststellen, daß die Übungen der ersten Sequenz Ihrem Fitnessbedürfnis zugute kommen. Wenn Sie dann Sequenz 1 zu einfach finden, können Sie weitergehen und Übungen aus Sequenz 2 und Sequenz 3 trainieren. Diese Übungen sprechen viele der Muskeln an, die auch in Sequenz 1 trainiert werden, allerdings in anderen Bewegungsmustern.

Wieder gibt es drei ansteigende Belastungsniveaus für jede Übung (A, B, C). Da es dem Sequenztraining in erster Linie darum geht, Ihre Fitness zu steigern, werden keine Gewichtsskalen in Pfund oder Kilogramm angegeben, da es uns mehr darauf ankommt, daß Sie in der richtigen Relation zu Ihren Kraftfähigkeiten trainieren. Zu Beginn sollten Sie für jede Übung das richtige Gewicht für das jeweilige Belastungsniveau finden. Niveau A ist das, auf welchem Sie leicht 20 Wiederholungen einer Übung bewältigen können. Ihr Niveau B ist jenes, das Sie anfangs schwer finden, während C dasjenige ist, das Sie am Anfang Ihres Trainings noch nicht bewältigen können.

Trainieren Sie alle fünf Übungen einer Sequenz auf demselben Niveau. Sollten Sie am Anfang feststellen, daß Sie zwei Übungen der ersten Sequenz auf Niveau A und drei auf Niveau B bewältigen, sollten Sie trotzdem alle Übungen auf Niveau A angehen. So gelingt es Ihnen, die Fitness gerade in den Muskelgruppen, die es nötig haben, auszubauen und gleichzeitig Fortschritte in der Allround-Fitness zu erzielen. Würden Sie jedoch mit zwei Übungen auf Niveau A und drei auf Niveau B anfangen und auf diesem Weg weitergehen, würden Sie Ihre muskuläre Unausgeglichenheit nur verstärken. Die «A-Gruppe» würde nie die «B-Gruppe» einholen.

Tips zur Ausrüstung

Man könnte viele Ausrüstungsgegenstände aus Krafträumen für das Sequenztraining ausnutzen. Für das Sequenztraining in diesem Kapitel empfehlen wir folgende Ausrüstung:
Langhantel mit feststellbaren Gewichtstoppern,
mehrere 3-, 5- und 10-kg-Scheiben,
Kurzhanteln,
mehrere Sets oder 1 Set mit verschiedenen, austauschbaren Gewichtscheiben, Barren oder Dipstangen, gepolsterte Bank, Bauchmuskelbrett, Zugapparat (Lats).

Training

Vorschlag für den Ablauf einer Trainingseinheit:
Umziehen: Am komfortabelsten trainiert man in weiter oder elastischer Kleidung, die freie Bewegungen erlaubt. Kurze Hosen und T-Shirts, Gymnastikanzüge und andere Sportkleidung sind passend. Tragen Sie Turnschuhe, die den Fuß gut stützen.

Aufwärmen: Wärmen Sie sich über 10–12 Minuten langsam auf, bis Sie Ihren Trainingspuls erreicht haben (siehe Seite 48f.). Sie sollten dabei größere Muskelgruppen ansprechen. Joggen Sie leicht, oder laufen Sie auf der Stelle, treten Sie auf einem Rad, oder laufen Sie sich draußen warm.

Dehnen: Beenden Sie Ihr Aufwärmtraining mit Stretching
(siehe Seite 131ff.).

Übungen: Trainieren Sie jede Übung 15mal. Fangen Sie mit Übung 1 an, und hören Sie mit Übung 5 auf. Überprüfen Sie immer die Gewichtstopper auf den Hantelstangen, bevor Sie das Gewicht benutzen. Nehmen Sie Ihre Übungszeit mit der Stoppuhr.
Dokumentation: Tragen Sie die Trainingsergebnisse in Ihr Fitness-Tagebuch ein. Mindestens sollten die Anzahl der Sequenzen, das Belastungsniveau (A, B, C), die Anzahl der Runden und die benötigte Zeit aufgeschrieben werden.

Überprüfen: Räumen Sie Ihre Ausrüstung wieder an Ort und Stelle. Melden Sie kaputte Gewichtstopper und Hantelstangen.

Ausdehnen: Nachdem Sie Ihr Training beendet haben, sollten Sie etwa 5 Minuten lang Ihre Muskulatur dehnen. Gehen Sie dabei nach den Anweisungen für Dehnungsübungen auf Seite 137 vor. Dehnen Sie jede Muskelgruppe, die Sie im Training belastet haben.

Duschen, Sauna, Whirlpool: Das ist Ihre ‹Belohnung›. Nehmen Sie sich alle Zeit, die Sie benötigen, und lassen Sie die Entspannung nie ausfallen.

Umziehen: Nach Sauna oder Whirlpool, wenn Sie noch warm und verschwitzt sind, nehmen Sie sich Zeit, um abzukühlen. Ein guter Trick ist es, den Körper nach dem letzten Duschen an der Luft trocknen zu lassen. Das verdunstende Wasser auf Ihrer Haut kühlt Sie angenehm ab. Wenn Sie es richtig planen, können Sie diese angenehmen Augenblicke so richtig genießen, ohne sich gedrängt zu fühlen. Ein letztes Abrubbeln mit dem Handtuch verstärkt das gute Gefühl.

Trainingslevel, Rundenanzahl und Leistungssteigerung

Sind Sie anfangs untrainiert, wird eine Runde Übungen auf Belastungsniveau A für die erste Trainingseinheit genügen. Fühlen Sie sich nach diesem ersten Training steif, sollten Sie nicht versuchen, Ihr Übungsniveau zu steigern, bevor Sie nicht zwei- oder dreimal diesen Anfangslevel durchgeübt haben. Seien Sie speziell bei freien Gewichten sehr vorsichtig, wenn Sie mit steifer Muskulatur arbeiten.
Zuerst sollten Sie den Trainingsumfang dadurch erhöhen, daß Sie die Anzahl der Runden pro Trainingseinheit steigern. Sie sollten nie um ganze Runden erhöhen – von 2 auf 3 Runden –, sondern graduell steigern: zwei Runden plus eine Übung, zwei Runden plus zwei Übungen usw., bis Sie drei komplette Runden zusammenhaben. Bauen Sie so langsam bis zu fünf Runden auf.
Sollten Sie diese leicht bewältigen, können Sie damit anfangen, die Übungszeit durch Pausenkürzung zwischen den Übungen zu verkürzen. Sollten Sie in der Lage sein, ohne Pausen fünf Runden durchzutrainieren, können Sie damit beginnen, den Widerstand in den einzelnen Übungen zu erhöhen. Wieder sollten Sie dies graduell tun. Springen Sie nicht von fünf Runden auf Niveau A auf fünf Runden mit B-Belastung. Solche Steigerungen der Trainingsintensität könnten für Sie gefährlich sein, nehmen Sie es leicht. Fangen Sie mit drei Runden auf dem B-Niveau an, und gehen Sie dann über auf drei Runden plus eine Übung, dann auf drei Runden plus zwei Übungen usw., bis Sie fünf Runden auf Niveau B schaffen.

Die trainierte Muskulatur

Die bei den Übungen jeweils beanspruchte Muskulatur ist jeweils aufgelistet und in den abgebildeten Figuren dunkel dargestellt. (Siehe Beschreibung der Muskeln und Ihrer Funktionen auf Seite 164–168.)

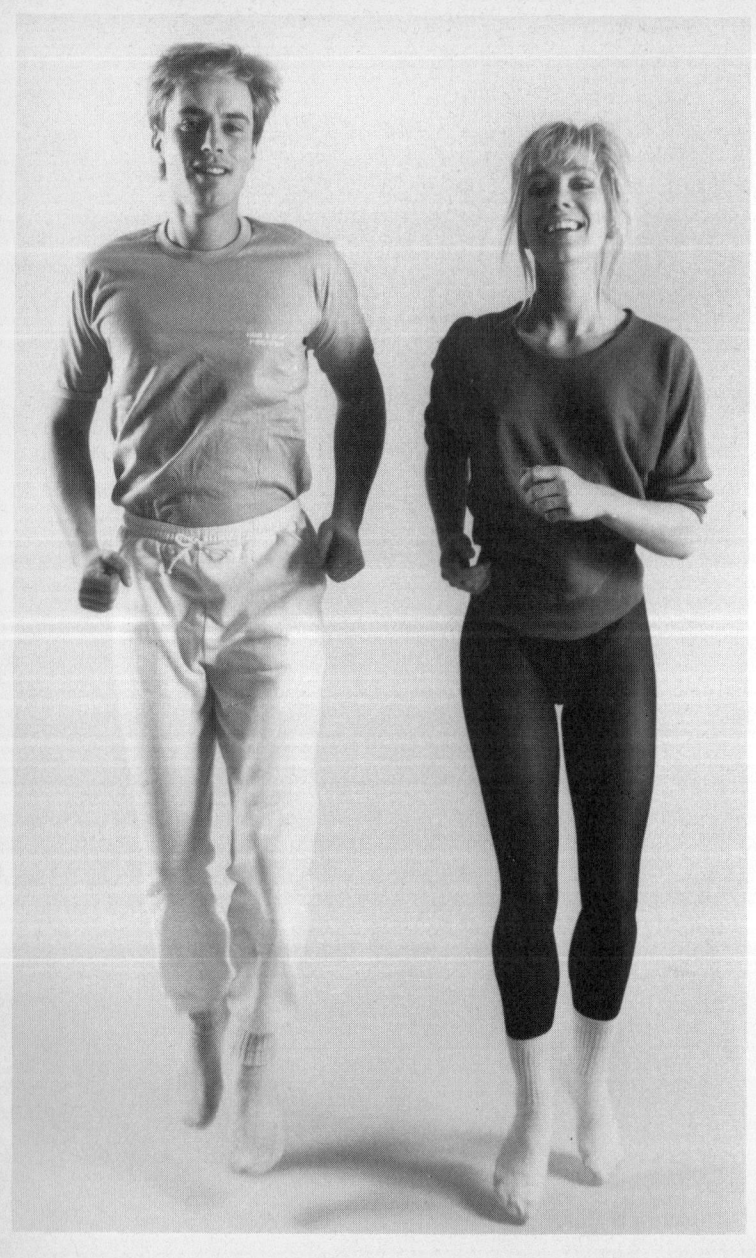

Sequenz 1

▮ Kniebeugen

<u>Übung für Hüft- und
Oberschenkelmuskulatur</u>

Ausrüstung: Hantelstangen, Gewichtscheiben, Fersenblock.

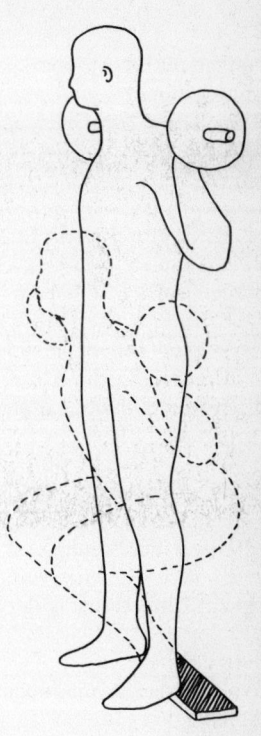

Suchen Sie festen Stand, am besten mit
den Fersen leicht erhöht auf dem Fersenblock (es entlastet den Rücken).
Die Füße sollten ungefähr 30 cm aus-
einanderstehen, die Zehen nach außen
zeigen. Halten Sie die Hantelstange im
Nacken, im Ristgriff (Handflächen vor-
aus). Halten Sie den Rücken gerade,
gehen Sie in die Knie, dann zurück in
die Ausgangsposition. Atmen Sie ein,
wenn sie hinuntergehen und aus beim
Hinaufgehen.

<u>Belastungsniveaus:</u>
A leichtes Gewicht – unter Umstän-
   den nur die Stange
B etwas mehr Gewicht
C schweres Gewicht

<u>Häufige Fehler:</u>
Die Knie werden gestreckt, bevor die
Hüfte gestreckt wird. Der Oberkörper
kommt zu weit nach vorn beim Hoch-
gehen.
Der Rücken wird nicht gestreckt.

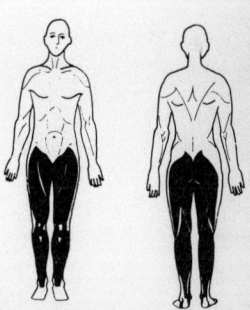

Trainierte Muskulatur:
  Glutaeus maximus
  Quadriceps
  Biceps (Bein)
  Adductoren

Sequenz 1

2 Dips / Armbeugen

Übungen für Oberkörper- und
Armmuskulatur

Ausrüstung: Barren oder zwei parallele
Stangen

Die Hände ergreifen die Stangen, das
Gewicht kann teilweise durch die Füße
getragen werden, abhängig vom Belastungsniveau. Lassen Sie sich nun nach
unten sinken, indem Sie die Arme beugen. Strecken Sie die Arme, um den
Körper wieder in die Ausgangsposition
zu bringen.

Belastungsniveaus:
A   Beine helfen
B   Beine helfen weniger
Beine nur zur Balance benutzen, aber
nicht zur Unterstützung der Übung

Häufige Fehler:
Unvollständige Armbewegung: Man
geht nicht den ganzen Weg nach unten
oder nicht ganz in die volle Streckung
zurück.

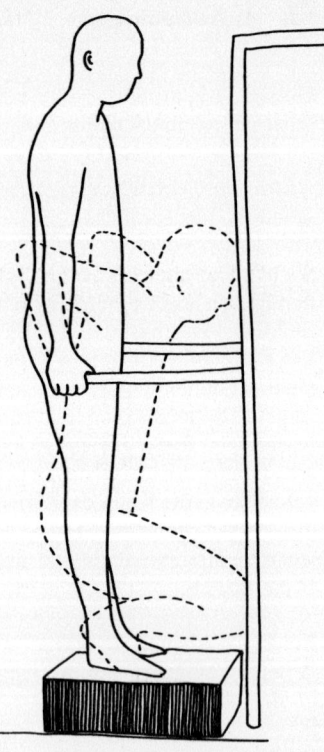

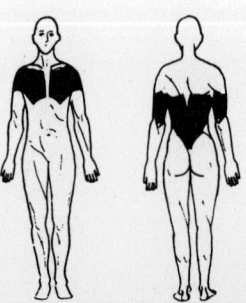

Trainierte Muskulatur:
   Pectoralis
   Triceps
   Latissimus
   Deltoideus anterior

Sequenz 1

3 Hyperextensionen / Überstreckungen

Übungen für Rücken- und Hüftmuskulatur

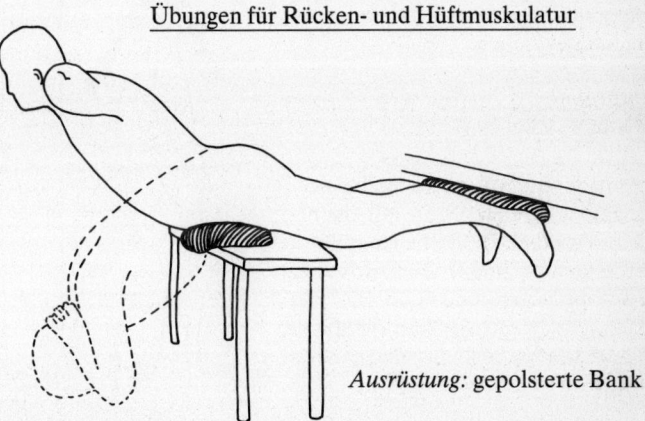

Ausrüstung: gepolsterte Bank

Legen Sie sich bäuchlings mit dem Oberkörper über die gepolsterte
Ecke einer Bank. Die Beine sollten gestreckt fixiert sein. Beugen Sie
nun die Hüfte, und kommen Sie wieder langsam hoch, indem Sie Rük-
ken- und Hüftmuskulatur anspannen. Halten Sie kurz die aufgerichtete Position.

Belastungsniveaus:
A Hände im Nacken verschränkt
B Hände halten ein leichtes Gewicht im Nacken
C Hände halten ein schweres Gewicht im Nacken

Häufige Fehler:
Die Übung wird mit Schwung ausgeführt,
anstatt mit einem sanften,
gleichmäßigem Zug nach oben.
Kein Halten in der aufgerichteten
Position.

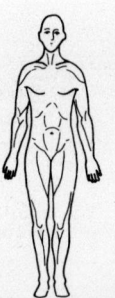
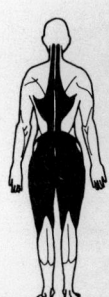

Trainierte Muskulatur:
    Erector spinae
    Glutaeus maximus
    Adductor magnus
    Biceps (Bein)

Sequenz 1

🔟 Lats (Ziehen)

Übung für die Muskeln, die den Arm
zum Körper ziehen

Ausrüstung:
Latissimus-Zugstange

Sitzen oder knien Sie unterhalb der
Stange, und greifen Sie sie mit einem
engen Unterhandgriff (die Handflächen zeigen zu Ihnen). Ziehen Sie jetzt
die Stange hinunter bis zu Ihrem Oberkörper, und lassen Sie dann die Stange
langsam wieder hoch, bis die Schultern
zu den Ohren gezogen werden.

Belastungsniveaus:
A   leichtes Gewicht
B   mittleres Gewicht
C   schweres Gewicht

Häufige Fehler:
Das Gewicht wird zu schnell nach oben
gelassen, so daß der Körper vom Boden
gezogen wird, der Körper kommt zurück auf den Boden und hilft dabei, die
nächste Wiederholung zu beginnen.

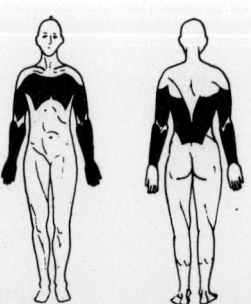

Trainierte Muskulatur:
Biceps
Triceps
Latissismus
Teres major
Pectoralis
Subscapularis
Deltoideus posterior

Sequenz 1

5 Curls / Aufrollen

Übung für die Bauchmuskulatur

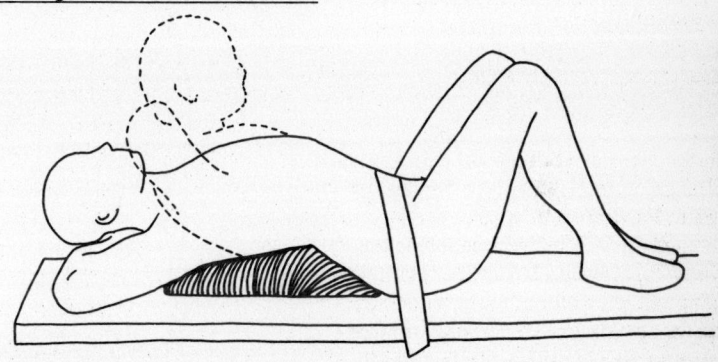

Ausrüstung: gepolsterte Bank mit Hüftgurt

Legen Sie sich auf ein Kissen, fixieren Sie Ihre Hüften mit einem Band
oder einem anderen Widerstand, ziehen Sie jetzt Ihren Oberkörper
langsam nach oben, indem Sie Ihre Bauchmuskulatur gebrauchen.
Halten Sie kurz die aufrechte Position, dann sollten Sie langsam in die
Startposition zurücksinken. Halten Sie Kopf und Nacken in einer Linie
mit dem Oberkörper während der ganzen Übung.

Belastungsniveaus:
A   Hände sind hinter dem Nacken verschränkt
B   Hände halten ein leichtes Gewicht hinter dem Nacken
C   Hände halten ein schweres Gewicht hinter dem Nacken

Häufige Fehler:
Schwung holen mit dem Kopf und dem
Nacken, um die Aufwärtsbewegung zu
starten.

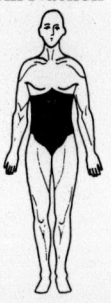
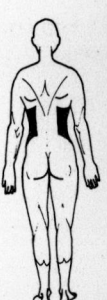

Trainierte Muskulatur:
   Rectus abdominis
   Obliquus externus und internus
   Transversus abdominis

Sequenz 2

1 Hacklift

<u>Übung für Hüfte und Oberschenkel-muskulatur</u>

Ausrüstung: Hantelstange,
Fersenblock

Stellen Sie sich vor eine auf dem Boden
liegende Hantelstange; die Fersen auf
einem Fersenblock.
Beugen Sie sich mit geradem Rücken
hinunter, als wenn Sie auf der Hantelstange sitzen wollten, und greifen Sie
die Stange hinter Ihren Waden im Un-
tergriff (die Handflächen zeigen nach
vorn). Strecken Sie sich jetzt mit dem
Gewicht. Gehen Sie wieder in die
Knie, so daß das Gewicht fast den
Boden berührt, dann strecken Sie sich
wieder mit geradem Rücken.

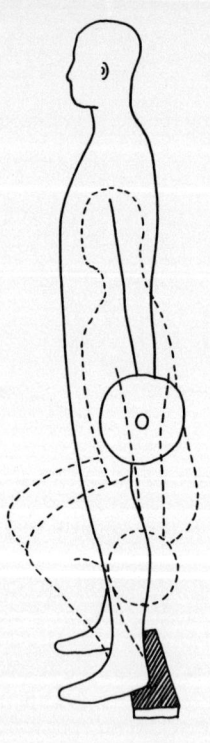

Belastungsniveaus:
A leichtes Gewicht
B mittleres Gewicht
C schwereres Gewicht

<u>Häufige Fehler:</u>
Der Rücken ist nicht gestreckt, der
Oberkörper neigt sich zu sehr nach
vorn.

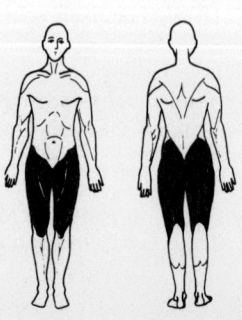

Trainierte Muskulatur:
    Quadriceps
    Glutaeus maximus
    Adductor magnus
    Biceps (Bein)

Sequenz 2

2 Twist

<u>Übung für die
seitliche
Rumpfmuskulatur</u>

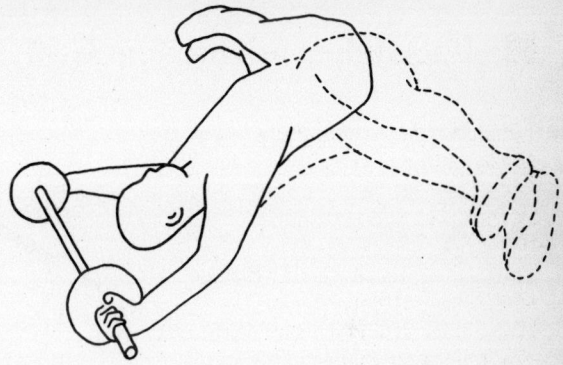

Ausrüstung: unterste Stange einer Kletterwand, Querstange einer
Bank etc.

Legen Sie sich auf den Rücken und greifen eine niedrige Stange gerade
über Bodenniveau. Die Hüfte sollte 90 Grad gebeugt sein, die Beine
gerade. Schwingen Sie jetzt die Beine in einem kontrollierten Bogen.
Vom Fußboden auf der einen zum Fußboden auf der anderen Seite.
Merke: Diese Übung kann nicht für Personen mit Rückenproblemen
empfohlen werden.

<u>Belastungsniveaus:</u>
A   nur das Gewicht der Beine
B   sehr leichtes Gewicht an den Füßen, Schuhe können genügen
C   etwas größeres Gewicht an den Füßen.

<u>Häufige Fehler:</u>
Knie sind gebeugt und an den Oberkörper herangezogen.

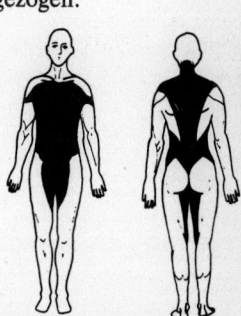

Trainierte Muskulatur:
    Obliquus internus und externus
    Rectus abdominis
    Rotatoren
    Multifidus
    Erector spinae
    Pectoralis major
    Rhomboideus major und minor
    Trapezius transversalis

Sequenz 2

3 Lats ziehen mit breitem Griff

Übung für die Armmuskulatur und die
Muskulatur an der Seite des Oberkörpers

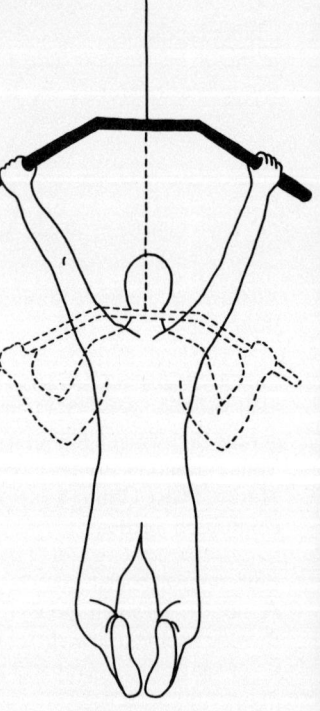

Ausrüstung: Latissimus-Zugstange

Knien oder sitzen Sie unter der Stange.
Greifen Sie die Stange mit Ristgriff
(Handflächen zeigen nach vorn) in ungefähr zweifacher Schulterweite und
ziehen die Stange hinter den Nacken.
Lassen Sie die Stange dann wieder nach
oben, bis Sie ein Dehnungsgefühl in den
Schultern und im gesamten Rücken
spüren.

Belastungsniveaus:
A leichtes Gewicht
B mittleres Gewicht
C höheres Gewicht

Häufige Fehler:
Arme werden nicht ganz gestreckt.

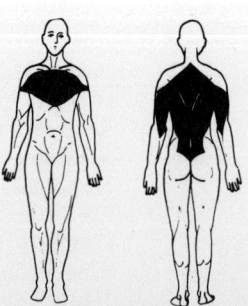

Trainierte Muskulatur:
   Latissimus
   Rhomboideus
   Trapezius transversalis
   Teres major und minor
   Pectoralis
   Triceps
   Biceps

Sequenz 2

◼4 Beinanheben in Bauchlage

<u>Übung für Rücken- und Hüftmuskulatur</u>

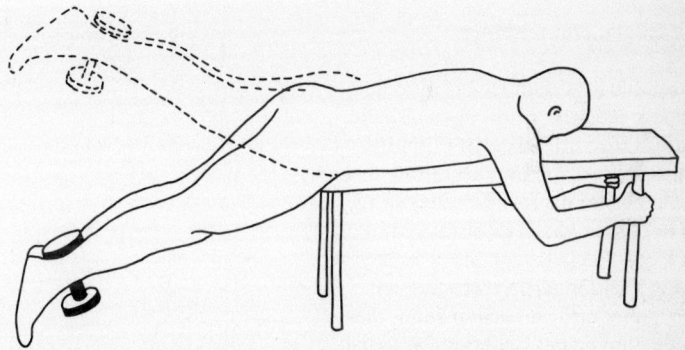

Ausrüstung: gepolsterte Bank in angemessener Höhe

Liegen Sie bäuchlings mit am Ende der Bank gebeugten Hüften und halten Sie sich an der Bank fest. Strecken Sie jetzt Ihre Beine nach hinten und oben, so daß die Hüfte gestreckt wird. Halten Sie kurz die gestreckte Stellung, und lassen Sie Ihre Beine dann langsam wieder in die Startposition herabsinken.

Belastungsniveaus:
A Beine allein, kein zusätzliches Gewicht
B leichtes Gewicht zwischen den Füßen
C mittleres Gewicht zwischen den Füßen

Häufige Fehler:
Zu schnelle Beschleunigung nach oben.
Durchschwingen ohne Pause in gestreckter
Stellung.

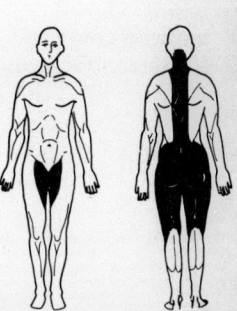

Trainierte Muskulatur:
  Glutaeus maximus
  Adductor magnus
  Biceps (Bein)
  Erector spinae

Sequenz 2

5 Nackendrücken

**Übung für Schulter- und
Armmuskulatur**

Ausrüstung: Hantelstange

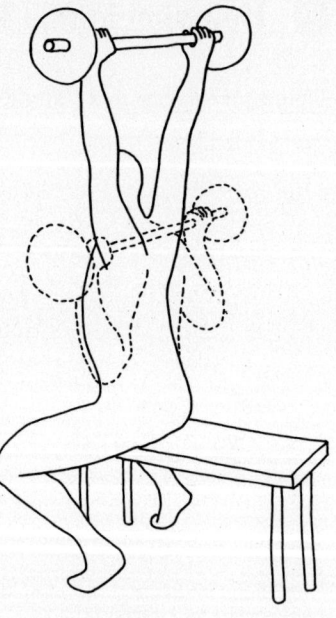

Starten Sie in stehender Position mit
geradem Rücken, vorbeugen und die
Hantelstange mit Ristgriff (Handflächen zeigen rückwärts) ergreifen. Greifen Sie breiter als Ihre Schulterweite,
und heben Sie die Hantelstange über
den Kopf. Dann setzen Sie sich, um die
Übung anzufangen. Setzen Sie sich
nicht zuerst und versuchen dann, die
Hantelstange vom Fußboden aufzuhe-
ben. Dieser unvorteilhafte Arbeitswin-
kel könnte Ihren Rücken überlasten.
Lassen Sie die Hantelstange langsam
hinter Ihren Nacken sinken, und drük-
ken Sie sie gleichmäßig wieder hoch.
Haben Sie diesen Vorgang mehrfach
wiederholt, kehren Sie die Startproze-
dur um, um die Hantelstange wieder
auf dem Boden abzulegen.

Häufige Fehler:
Zu starke Beugung im unteren
Rücken, wenn das Gewicht
nach oben gedrückt wird.

Belastungsniveaus:
A leichtes Gewicht
B mittleres Gewicht
C schwereres Gewicht

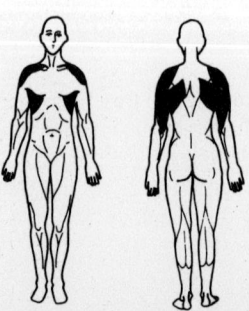

Trainierte Muskulatur:
  Serratus anterior
  Trapezius
  Deltoideus
  Triceps

Sequenz 3

▮ Streckssprünge

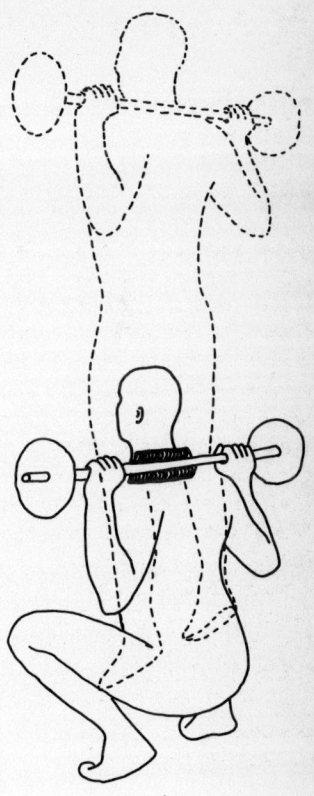

Übung für Bein- und
Hüftmuskulatur

Ausrüstung: Hantelstange ohne oder
mit wenigen leichten Gewichtscheiben,
Polster

Sichern Sie die Stange mit einem Polster hinter dem Nacken, und halten Sie
sie nahe an den Schultern mit einem
kräftigen Ristgriff (Handflächen nach
vorn). Halten Sie den Rücken gerade,
und springen Sie auf und ab, indem Sie
die Landung in Knöcheln, Knien und
Hüften weich abfedern.

Belastungsniveaus:
A leichtes Gewicht – Stange ohne
   Gewicht kann genügen
B etwas mehr Gewicht
C schwereres Gewicht

Häufige Fehler:
Der Rücken ist gebeugt, bleibt nicht
aufrecht.

Trainierte Muskulatur:
Glutaeus maximus
Biceps (Bein)
Adductoren
Quadriceps
Gastrocnemius
Soleus
Erector spinae
Fußbeuger

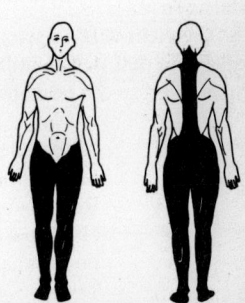

Sequenz 3

◼2◼ Überzieher mit gestreckten Armen

Übung für Oberkörper- und Armmuskulatur

Ausrüstung:
Gewichtsstange

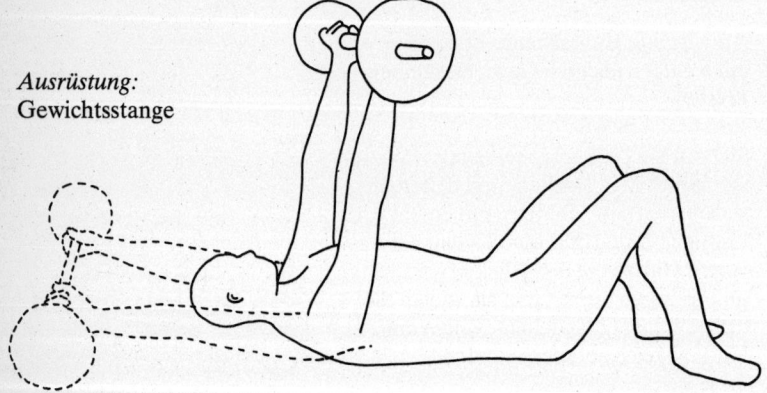

Sie liegen auf Ihrem Rücken und greifen die Hantelstange im Ristgriff
und bringen sie mit gestreckten Armen über Ihr Gesicht, bis die Arme
senkrecht stehen. Dann lassen Sie sie wieder langsam auf den Fußboden zurücksinken.

Belastungsniveaus:
A leichtes Gewicht
B mittleres Gewicht
C schwereres Gewicht

Häufige Fehler:
Das Gewicht wird so schnell heruntergelassen,
daß es auf den Boden aufschlägt und zurück-
springt und so die nächste Übung erleichtert.

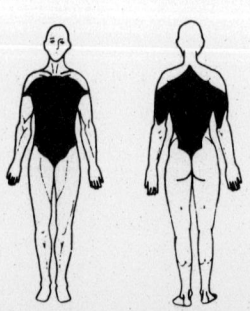

Trainierte Muskulatur:
    Latissimus, Teres major
    Rectus abdominis
    Obliquus internus und externus
    Pectoralis
    Triceps

Sequenz 3

3 Seitliches Anheben des Körpers

Übung für die seitliche Oberkörpermuskulatur

Ausrüstung: gepolsterte Bank

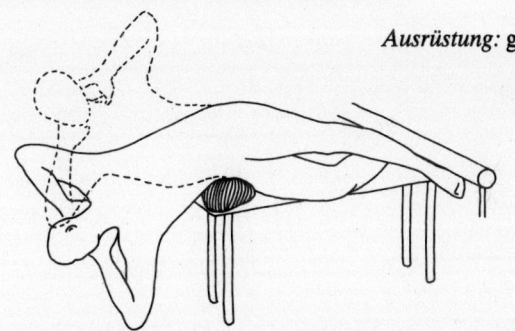

Legen Sie sich auf die Bank, so daß der Oberkörper über die gepolsterte Kante gebeugt ist. Das obenliegende Bein ist gestreckt, das untere unter dem oberen gebeugt. Die Beine sollten durch einen Widerstand fixiert werden. Die obere Hüfte sollte leicht vor der unteren liegen. Verschränken Sie die Hände im Nacken, beugen Sie sich jetzt seitlich hinunter zum Fußboden, und ziehen Sie den Oberkörper geschmeidig zurück in die Ausgangsposition.

Belastungsniveaus:
A Hände im Nacken verschränkt (ohne Gewicht)
B mit leichtem Gewicht
C mit erhöhtem Gewicht

Häufige Fehler:
Ruckartige Bewegungen erleichtern die Übung.
Die Hüfte dreht sich nach hinten, so daß
die Hüftbeugemuskulatur mitarbeitet.

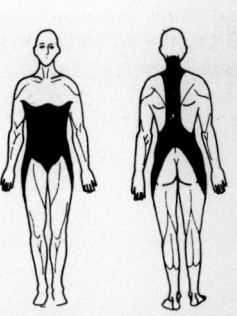

Trainierte Muskulatur:
   Quadratus lumborum
   Glutaeus medius und minimus
   Tensor fasciae latae
   Erector spinae
   Obliquus internus und externus
   Rectus abdominis

Sequenz 3

4   Kurzhantel-Flys

Übung für Oberkörper- und
Armmuskulatur

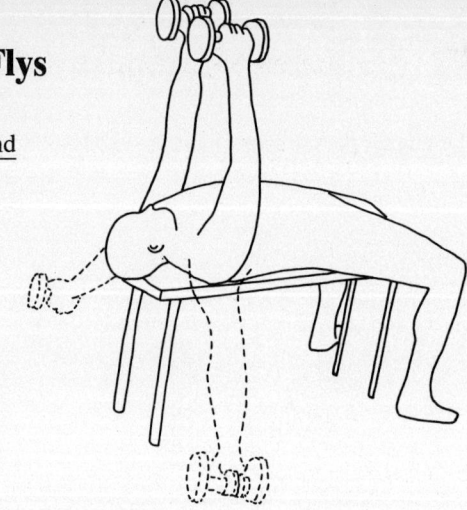

Ausrüstung: Kurzhanteln,
gepolsterte Bank

Legen Sie sich mit dem Rücken auf die Bank, eine Hantel in jeder
Hand. Die Handflächen zeigen nach oben. Beginnen Sie die Übung
mit nach oben gestreckten Armen. Senken Sie die Arme jetzt seitlich
und gestreckt, bis es nicht mehr geht, dann gehen Sie zurück in die
Startposition.

Belastungsniveaus:
A   leichte Hanteln
B   mittlere Hanteln
C   schwere Hanteln

Häufige Fehler:
Die Arme werden in Richtung Oberschenkel
abgesenkt und nicht im richtigen Winkel
zum Körper.

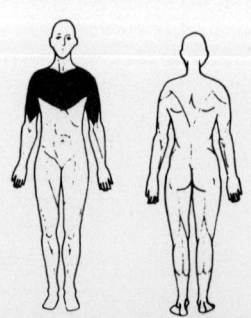

Trainierte Muskulatur:
   Pectoralis
   Biceps
   Coracobrachialis
   Deltoideus anterior

Sequenz 3

5 Geneigtes Hüftheben

Übung für die Bauchmuskulatur

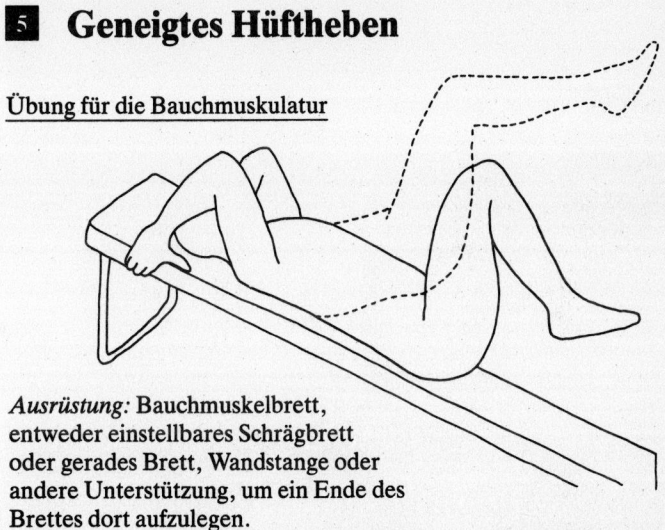

Ausrüstung: Bauchmuskelbrett,
entweder einstellbares Schrägbrett
oder gerades Brett, Wandstange oder
andere Unterstützung, um ein Ende des
Brettes dort aufzulegen.

Sie liegen mit Ihrem Rücken auf dem Brett, die Füße nach unten. Ergreifen Sie die Stange oder das Brett selbst, und beugen Sie die Hüfte
90 Grad. Gebrauchen Sie die Bauchmuskulatur, um die Knie gerade
nach oben, der Decke entgegen, zu heben. Heben Sie die Knie nicht in
Richtung Brust.
Merke: Diese Übung kann nicht für Personen mit Rückenproblemen
empfohlen werden.

Belastungsniveaus:
A Brett fast waagerecht
B höher angewinkeltes Brett
C noch höherer Anstellwinkel des Brettes

Häufige Fehler:
Die Knie werden
in Richtung Brust
gezogen anstatt
gerade der Decke
entgegen.

Trainierte Muskulatur:
  Rectus abdominis
  Obliquus internus und
  externus
  Transversus abdominis
  Latissimus
  Teres major
  Pectoralis

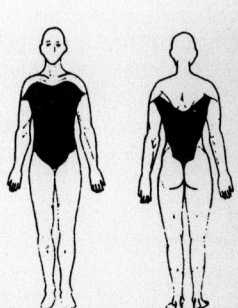

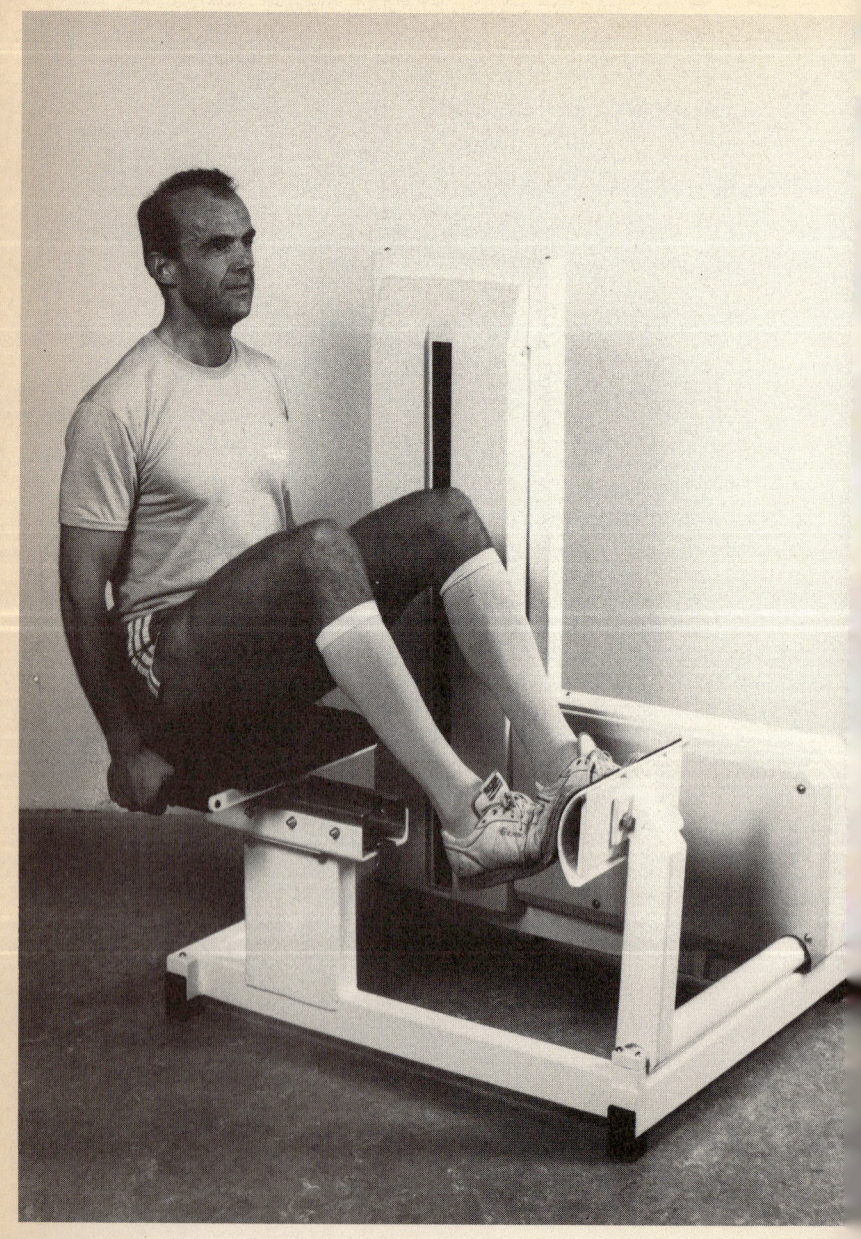

Training mit Sequenztrainingsgeräten

Training mit Sequenztrainingsgeräten ist die leichteste und effizienteste Form, da diese Geräte speziell dafür entworfen wurden, um einen maximalen Trainingserfolg und einen optimalen Widerstand während des gesamten Bewegungsablaufes für alle Übungen zu gewährleisten.

Es gibt auch hier drei Sequenzen, mit je fünf Geräten, ein Gerät für jede Übung. Die Geräte sind nicht in einer Multi-Trainingseinheit verbunden, da eines der Grundprinzipien des Sequenztrainings die maximal mögliche Effizienz einer jeden Übung ist. Die individuelle Leistungsmöglichkeit leidet oft unter Vielzweckgeräten. Geräte, die eine Vielzahl von Übungen gewährleisten, bilden keine Ausnahme dieser allgemeinen Regel. Dazu kommt, daß diese Multi-Trainingsgeräte normalerweise sehr kompakt sind, und Personen, die verschiedene Übungen machen, sich gegenseitig behindern. Trainieren mehrere Personen gleichzeitig, kann es sein, daß man ständig auf eine Trainingsmöglichkeit wartet. Warten ist nicht Bestandteil eines effizienten Trainings.

Beginnen Sie mit dem Sequenztraining immer in Sequenz 1. Viele Leute empfinden sie als adäquat für ihre Fitnessvorstellungen. Haben Sie etwas Trainingserfahrung gesammelt und empfinden Sie Sequenz 1 als leicht, können Sie zu Sequenz 2 und 3 übergehen. Sie trainieren viele derselben Muskeln, die auch in Sequenz 1 trainiert werden, jedoch in ganz anderen Bewegungsmustern.

Jedes Gerät hat fünf verschiedene Widerstände, die als A, B, C, D und E gekennzeichnet sind. Anstatt der Gewichtsangaben werden Buchstaben benutzt. Das hat mehrere Gründe: 1. Das, was Sie fühlen, wenn Sie trainieren, bedeutet mehr als jede Zahl. Außerdem ist der wenig erwünschte, aber trotzdem vorhandene menschliche Hang zum Wettkampf – wer hebt am meisten? – so automatisch abgeschwächt. Die Buchstabenklassifikationen auf den verschiedenen Geräten einer Sequenz sind physiologisch signifikant, weil sie die relativen Belastungsniveaus, die zur Gesamtfitness beitragen, genau kennzeichnen.

Wenn Sie z. B. feststellen, Sie könnten bei Beginn des Sequenztrainings drei Übungen der ersten Sequenz auf Niveau A und zwei auf Niveau B durchführen, dann sollten Sie alle Übungen auf dem A-Niveau durchführen. Auf diese Art und Weise bauen Sie Fitness in den Muskelgruppen auf, wo sie benötigt wird, während Sie gleichzeitig auch zum Fortschritt der gesamten Fitness beitragen. Würden Sie mit drei Übungen auf dem A-Niveau und zwei auf dem B-Niveau anfangen und so weitertrainieren, würde die Disbalance bestehenbleiben. Ihre «A-Gruppe» würde nicht mit der «B-Gruppe» gleichziehen. Die Ausnahme dieser Regel ist nur gegeben, wenn Sie unter einer Verletzung oder Behinderung leiden. Dann würden Sie die Belastung in den Übungen, die den betroffenen Bereich trainieren, senken. Suchen Sie eine andere Übung für die betroffene Muskelgruppe, oder reduzieren Sie den Widerstand, und trainieren Sie mit dem anderen Bein oder Arm allein. So können Sie mit Ihrem Training fortfahren, und Ihre Verletzung oder Behinderung wird keinen Verlust muskulärer Fitness in irgendeinem anderen Teil Ihres Körpers bewirken. Mit der Zeit können Sie graduell den Belastungslevel der verletzten Bereiche wieder steigern, um so den früheren Gesamtlevel zu erreichen.

Jedes Gerät sorgt fast für einen optimalen Widerstand während des gesamten Bewegungsumfanges. Z. B. ahmt das Beinpreßgerät der ersten Sequenz die Bewegung der herkömmlichen Kniebeuge nach. Aber im Gegensatz zur Kniebeuge, bei der die muskuläre Belastung mit dem Beugungsgrad zunimmt, sorgt der Sequenztrainingsapparat für ein konstantes Widerstandsgefühl und damit ein optimales Beintraining. Entweder sind die herkömmlichen Kniebeugen während bestimmter Bewegungsanteile der Gesamtbewegung zu leicht oder zu schwer. Das führt entweder zu einem Nachlassen der Übungsqualität, oder man bricht die Bewegung plötzlich ab, oder sogar beides. Mit den Sequenztrainingsgeräten können die Hüfte, das Knie und der Knöchel während des Trainings voll und geschmeidig gebeugt werden, was auch zur Steigerung der allgemeinen Beweglichkeit beiträgt.

Training

Im folgenden ein Fahrplan für eine Trainingseinheit:

Umziehen: Am bequemsten trainiert man in locker sitzender oder elastischer Kleidung, die eine freie Bewegung erlaubt und nicht behindert. Kurze Hosen und T-Shirts, Gymnastikanzüge und andere Sportkleidung sind geeignet. Wenn es Ihnen Spaß macht, tragen Sie Tennis- oder Laufschuhe, speziell bei den Sequenztrainingsübungen, die die Füße vermehrt belasten.

Aufwärmen: Wärmen Sie sich 10–12 Minuten langsam auf, bis Sie Ihre Übungspulsrate (siehe Seite 48f.) erreicht haben. Sprechen Sie dabei die größeren Muskelgruppen an. Joggen Sie leicht auf der Stelle, fahren Sie auf dem Heimtrainer, oder laufen Sie auf einem Laufband. Sind Sie mit dem Sequenztraining erfahren und arbeiten Sie schon auf dem C-, D- oder E-Niveau der ersten Sequenz oder trainieren Sie regelmäßig Sequenz 2 oder 3, können Sie die Sequenz 1 – Geräte zum Aufwärmen – benutzen. Wählen Sie dabei die Belastungsintensität mindestens zwei Stufen unter Ihrem Trainingslevel (z. B. auf B oder A – wenn Ihr Niveau D entspricht).

Dann sollten Sie 30-45 oder mehr Wiederholungen an jedem Gerät durchführen. Das wärmt die Muskulatur auf, die Sie im Training benötigen.

Dehnen: Beenden Sie Ihr Aufwärmprogramm mit Stretching (siehe Seite
131 ff.).

Übungen: Wiederholen Sie jede Übung 15mal. Beginnen Sie mit der ersten, und enden Sie mit der fünften in dieser Reihenfolge. Überprüfen Sie
jedesmal den eingestellten Widerstand A bis E, bevor Sie Ihre Übungen
beginnen. Führen Sie jede Übung komplett durch. Kontrollieren Sie Ihre
Übungszeit mit der Stoppuhr oder indem Sie die Start- und Endzeiten
festhalten.

Trainingsbuch: Tragen Sie die täglichen Trainingsergebnisse in Ihr Trai-
nings-Tagebuch ein. Sie sollten mindestens die Sequenznummer, das Wi-
derstandsniveau und die Anzahl der Runden und die benötigte Zeit ein-
tragen.

Ausdehnen: Nach Trainingsende sollten Sie mindestens fünf Minuten dehnen (siehe Seite 137). Dehnen Sie vorsichtig jede Muskelgruppe, die im
Training belastet wurde.

Duschen, Sauna, Whirlpool: Gönnen Sie sich diesen Luxus, nehmen Sie
sich alle Zeit, die Sie brauchen, und lassen Sie diesen Teil nie aus.

Umziehen: Haben Sie Sauna oder Whirlpool beendet und sind noch über-
hitzt und schwitzen, lassen Sie sich Zeit zum Abkühlen. Ein Trick: Lassen
Sie Ihren Körper nach der letzten Dusche an der Luft trocknen. Das verdunstende Wasser nimmt Ihrer Haut die Hitze. Genießen Sie diese Erfri-
schung, ohne sich gehetzt zu fühlen. Ein abschließendes Abrubbeln mit
dem Handtuch unterstützt das angenehme Gefühl.

Trainingslevel, Rundenanzahl und Leistungssteigerungen

Waren Sie bisher eher inaktiv oder weniger fit, sollten Sie gerade von
einer Krankheit oder einer Verletzung genesen, dann sollte für das erste
Training eine Runde auf Niveau A genügen. Sollten Sie sich nach dieser
Trainingseinheit ausgelastet fühlen, versuchen Sie nicht zu steigern, bevor
Sie dieses Anfangsniveau zwei- oder dreimal durchtrainiert haben. Stei-
gern Sie Ihr gesamtes Trainingsaufkommen, indem Sie die Anzahl der
Runden steigern, die Sie pro Trainingseinheit absolvieren. Gehen Sie
nicht gleich rundenweise weiter, z. B. von zwei auf drei Runden, sondern

mehr graduell: zwei Runden plus eine Übung, zwei Runden plus zwei
Übungen usw., bis Sie drei komplette Runden erreicht haben. Bauen Sie
dann langsam bis auf fünf Runden auf.

Sollten Sie in der Lage sein, fünf Runden leicht durchzutrainieren, versuchen Sie, die gesamte Trainingszeit zu verkürzen, indem Sie die Pausen
zwischen den Übungen weglassen. Sind Sie dann in der Lage, fünf Runden durchgehend zu trainieren, können Sie damit beginnen, das Belastungsniveau einer jeden Übung zu steigern. Auch hier wieder Schritt für
Schritt. Steigern Sie nicht von fünf Runden auf A-Niveau auf fünf Runden
auf B-Niveau. Eine solche Steigerung der Trainingsintensität kann schädlich sein. Lassen Sie sich Zeit. Beginnen Sie mit drei Runden auf dem
B-Level. Steigern Sie dann auf drei Runden plus eine Übung und dann auf
drei Runden plus zwei Übungen usw., bis Sie in der Lage sind, fünf Runden auf dem B-Level durchzutrainieren. Steigern Sie sich auf diese Art
und Weise auch bis zu den anderen Belastungsniveaus.

Trainierte Muskulatur

Die jeweils beanspruchten Muskeln sind unten auf jeder Übungsseite dargestellt und aufgelistet (Beschreibung der Muskeln und ihrer Funktionen
siehe Seite 164–168).

Für jede Muskelgruppe gibt es ein *Hauptbewegungsmuster* und ein oder
zwei *Hilfsbewegungsmuster*. Deshalb genügen drei Übungssequenzen, um
die wichtigsten Körperbewegungen nachzuahmen. Sequenz I trainiert die
fünf Muskelgruppen gemäß ihren Hauptbewegungsmustern, die Sequenzen II und III die sogenannten Hilfsbewegungsmuster (siehe Tabelle
rechts).

Sequenz	Übung/Gerät	M. trapezius	M. serratus anterior	Mm. rhomboidei	M. subscapularis	M. pectoralis major	M. latissimus	M. teres major	M. deltoideus	M. biceps (Arm)	M. coracobrachialis	M. triceps	M. erector spinae	Mm. abdominis	M. quadratus lumborum	M. glutaeus maximus	M. glutaeus medius et minimus	M. tensor fasciae latae	Hüftbeuger	M. biceps (Bein)	M. quadriceps	M. gastrocnemius	M. soleus	Fußbeuger
I	1. Leg press (Beinpresse)															×				×	×	×		
	2. Dips					×	×		×			×												
	3. Hyperextension												×			×				×	×			
	4. Pull-down (Zug nach unten)				×	×	×	×	×	×		×												
	5. Abdominal trainer (Bauchtrainer)													×										
II	1. Hacklift (Fersenheben)															×				×	×	×		
	2. Rotation in sitting	×		×		×			×				×	×										
	3. Lats (Ziehen)	×		×		×	×	×				×												
	4. Prone lying leg raise (Beinheben)															×		×		×	×			
	5. Seated press (Sitzpresse)	×	×						×			×												
III	1. Leaping squats (Strecksprünge)															×		×		×	×	×	×	×
	2. Stiff-arm pullover (Überzieher)					×	×	×				×		×										
	3. Side trainer (Seittrainer)												×	×	×		×	×						
	4. Flys					×			×		×													
	5. Hip raise (Hüftheben)					×	×	×							×									

Aus: Evjenth, O., in: Ow, Dieter von/Hüni, Gregor (Hg.): Muskuläre Rehabilitation. Erlangen 1987, 136.

Sequenz 1

1 Beinpresse

Trainiert Hüft- und
Oberschenkelmuskulatur

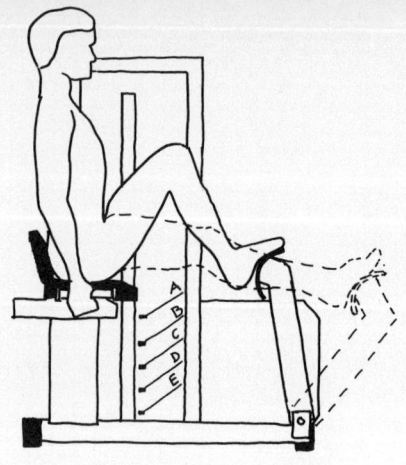

Diese Übung ist gleichzusetzen mit Kniebeugen, aber da sie in sitzender Position ausgeführt wird, wird der Rücken voll unterstützt, und so-
mit ist die Übung effizienter und schonender.
Beginnen Sie die Übung in sitzender Position, wie auf einem Stuhl, mit
dem Rücken nahe an der Stütze und den Füßen auf dem nächsten Fuß-
stützer. Strecken Sie Hüfte und beide Beine und kehren Sie dann in die
Startposition zurück. Haben Sie das Gefühl, der Beginn wäre zu
schwierig, beginnen Sie, indem Sie die Füße auf die entfernteren Fuß-
stützen aufsetzen. Strecken Sie die Beine, und setzen Sie Ihre Füße
jetzt auf die nähere Fußstütze, einen Fuß nach dem anderen.

Häufige Fehler:
Zu geringe Beugung,
zu schnelle Bewegung.
Das Gewicht schlägt zurück, die Übung wird zu
ruckartig ausgeführt.
Der Rücken wird nicht gegen die Rücken-
stütze gelehnt, das belastet den unteren
Rücken.

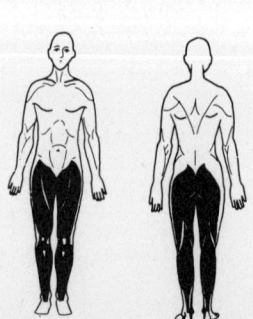

Trainierte Muskulatur:
   Glutaeus maximus
   Quadriceps
   Biceps (Bein)
   Adductoren

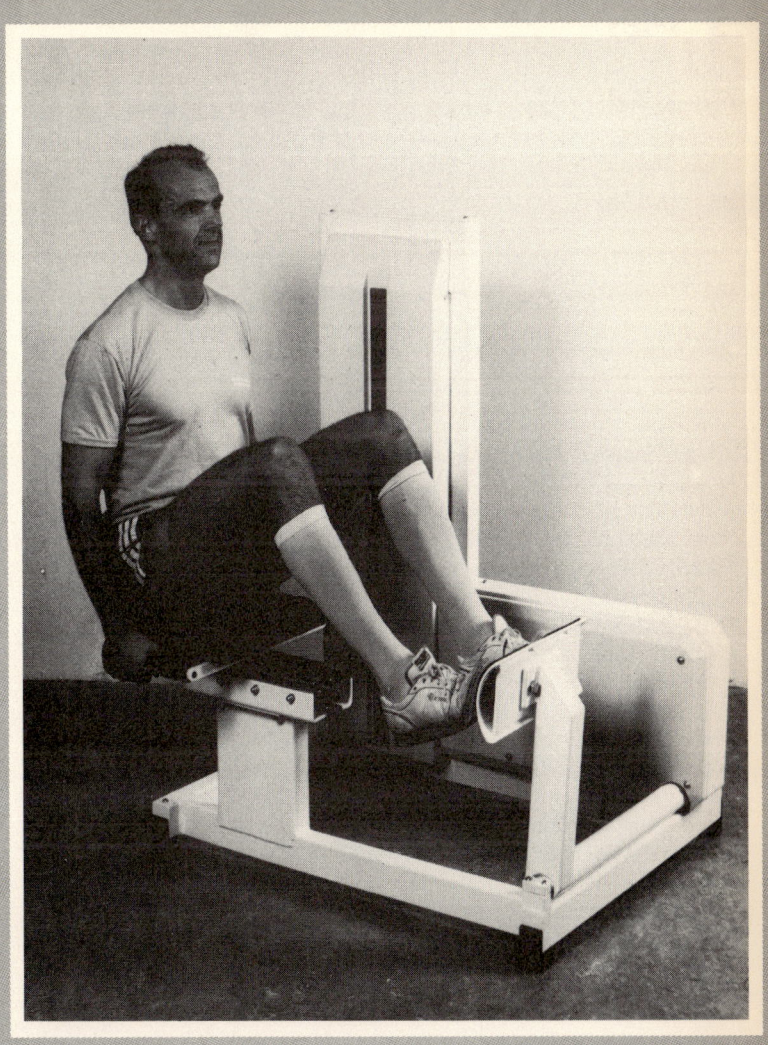

Sequenz 1

■2 Dips

Trainiert die
Oberkörpermuskulatur

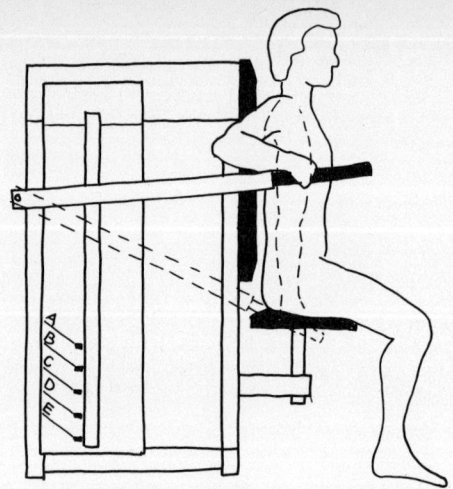

Diese Übung gleicht den traditionellen Barren-Dip-Übungen, aber da
der Belastungswiderstand im großen Bereich variiert werden kann, hat
sie den Vorteil, daß auch diejenigen, die Dips nicht am Barren vollfüh-
ren können, in der Lage sind, diese Übung zu bewältigen.
Beginnen Sie die Übung in einer normalen Sitzposition. Den Rücken
fest an die Rückenstütze gepreßt. Halten Sie die Handgriffe fest, aber
nicht verkrampft. Drücken Sie die Arme ganz nach unten, bis die
Schultern auch nach unten gehen. Dann gehen Sie zurück in die Ausgangsposition.

Häufige Fehler:
Der Oberkörper schwingt vor und zurück.
Das Kinn wird nach vorn gepreßt, und es
entsteht ein Knick im Nacken.
Die Arme werden nicht voll gestreckt oder
gebeugt.
Die Schultern werden nicht nach unten
geführt, wenn die Arme in der gestreckten
Position sind.

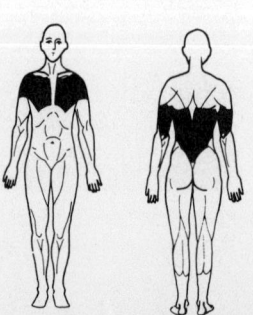

Trainierte Muskulatur:
    Pectoralis
    Triceps
    Latissimus
    Deltoideus anterior

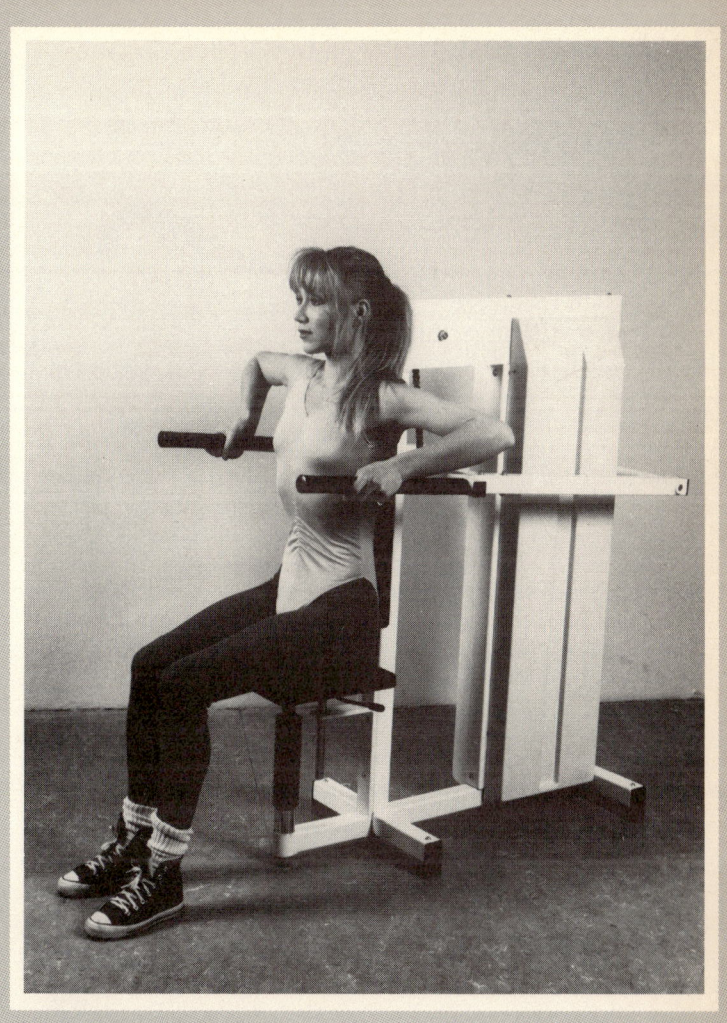

Sequenz 1

3 Hyperextensionen / Überstreckungen

Trainiert Rücken- und Hüftmuskulatur

Diese Übung erinnert an
das traditionelle Heben des
Oberkörpers in Bauchlage, hat
aber den Vorteil einer größeren
und sicheren Beweglichkeit
während eines größeren
Bewegungsumfangs.
Beginnen Sie die Übung mit dem Gesicht nach unten, die Knie unter
den gepolsterten Rollen, den Oberkörper nach unten abgewinkelt und
durch das gebogene Beckenpolster unterstützt. Halten Sie die Hände
im Nacken, mit den Ellbogen nach außen zeigend. Heben Sie jetzt den
Oberkörper gleichmäßig. Beginnen Sie dabei mit dem oberen Rücken,
und beenden Sie die Bewegung im unteren Rücken mit einem Zusam-
menkneifen des Pos. Halten Sie die Position kurz, und lassen Sie sich
sanft zurück in die Ausgangsposition sinken.

Häufige Fehler:
Zu schnell: keine Extension oder keine Pause in der oberen Position.
Ruckartiges Anheben anstatt einer stetigen Aufwärtsbewegung.
Heben nur durch den unteren Rücken. Die obere Rückenmuskulatur
wird nicht gebraucht.
Der Oberkörper liegt zu weit oder zu wenig
auf der gepolsterten Beckenunterlage auf,
dadurch wird die Bewegung zwanghaft oder
zu belastend. Ursache kann eine falsche
Positionierung der Knierolle sein.

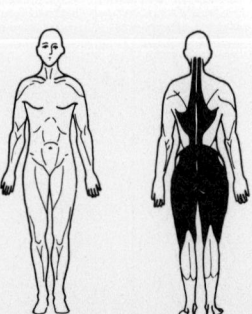

Trainierte Muskulatur:
   Erectoar spinae
   Glutaeus maximus
   Adductor magnus
   Biceps (Bein)

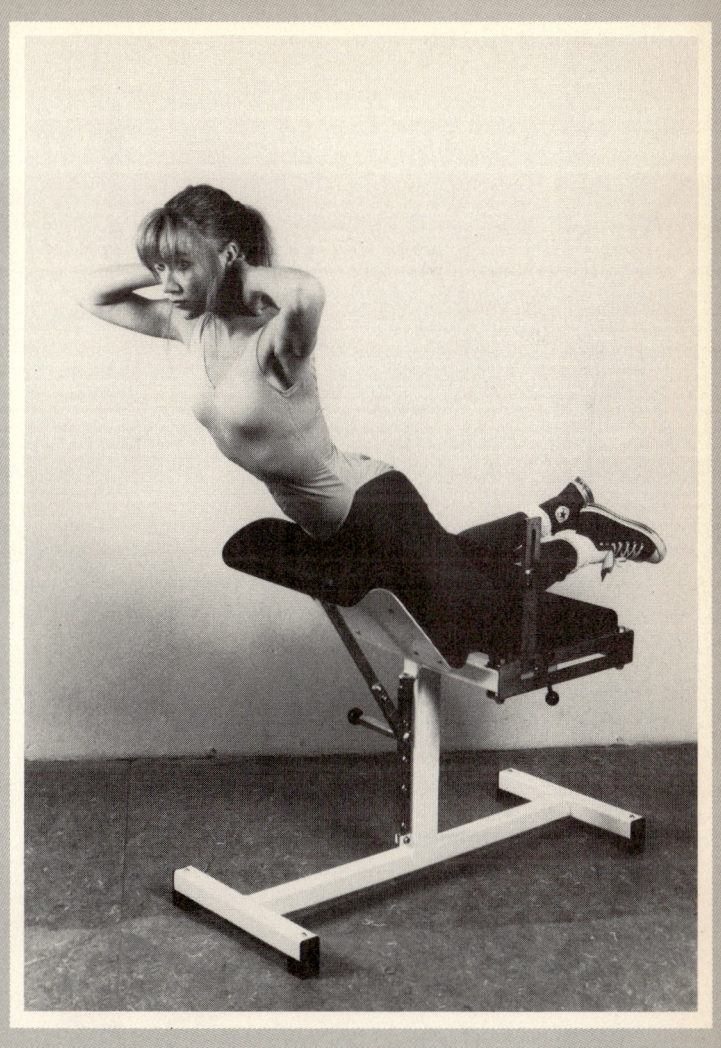

Sequenz 1

4 Zug nach unten

Trainiert die Armmuskulatur und die
Muskeln um den Schultergürtel

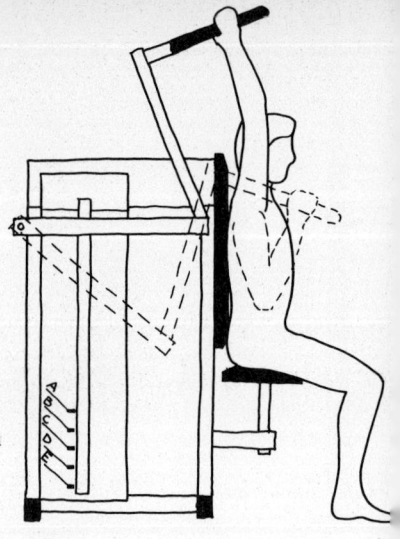

Die Übung ähnelt den traditionellen
Klimmzügen und dem Zug an der Latissimusstange. Die gebogenen Griffe
an beiden Seiten des Körpers gewährleisten eine Vielzahl von verschiedenen
Handgriffmöglichkeiten, um so den
Effekt der Übung zu verändern.
Beginnen Sie die Übung in einer normal sitzenden Position, den Rücken
fest an die Lehne gepreßt. Greifen Sie die Stange mit komfortablem Griff
und ziehen sie herunter, bis Ihre Hände ungefähr auf Kinnhöhe sind. Lassen Sie Ihre Arme jetzt wieder locker, von der nach oben zurückkehren-
den Stange geführt, bis sie ganz gestreckt und die Schultern hoch zu den
Ohren gezogen werden.

Häufige Fehler:
Zu kurzer Zug, die Übung wird zu früh beendet.
Der Rückweg nach oben in die Extension geschieht zu schnell. Der Körper wird mit nach oben gezogen.
Der Kopf beugt vor und zurück mit dem Kinn auf der Brust. Diese Position kann man oft bei Personen beobachten, die sich an die traditionelle
Latissimusstange gewöhnt haben. Sie ducken sich, um der Stange einen
freien Weg zu geben, und belasten auf diese Art und Weise die Nackenmuskulatur übermäßig.

Trainierte Muskulatur:
    Triceps
    Latissimus – Biceps
    Teres major – Pectoralis
    Subscapularis
    Deltoideus posterior

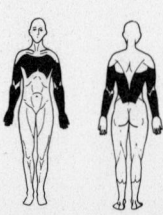

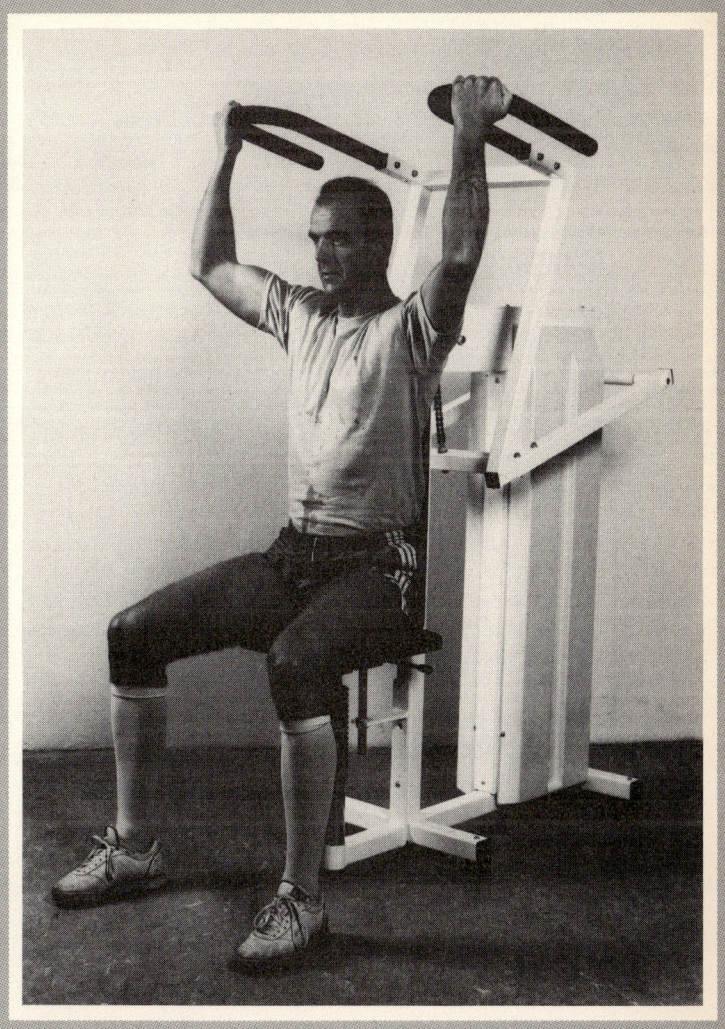

Sequenz 1

5 Bauchtrainer

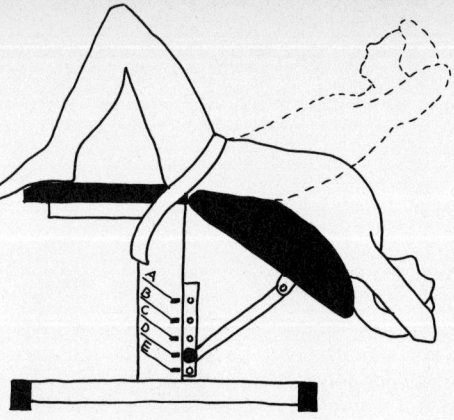

Diese Übung gleicht dem
konventionellen Sit up. Aber
im Gegensatz zum Sit up,
welcher in Wirklichkeit mehr
die Hüftbeugemuskulatur
als die Bauchmuskulatur
trainiert, sind Becken und
Beine hier so fixiert, daß
die Bauchmuskulatur isoliert
trainiert werden kann.

Beginnen Sie die Übung in nach hinten gebeugter Position mit gebeugten Knien und mit den Füßen auf dem gepolsterten Endteil der Bank.
Eine oder beide Hände sollten im Nacken verschränkt sein. ‹Rollen›
Sie sich auf. Beginnen Sie am oberen Rücken und ziehen Sie sich
gleichmäßig und geschmeidig mit den Bauchmuskeln nach oben. Halten Sie mit Ihrem Rücken immer Kontakt mit dem darunterliegenden
Polster, und versuchen Sie Nacken und Kopf immer mit dem Oberkörper in einer Linie zu halten. Halten Sie kurz die aufgerichtete Position
und lassen sich dann langsam und gleichmäßig in die Startposition zurücksinken. Um einen maximalen Bewegungsumfang in der Übung zu
erreichen, atmen Sie in der Auf- und Abbewegung aus.

Häufige Fehler:
Zu schnell: ruckartiges Auf und Ab anstatt langsames Ziehen und Entspannen.
Aufwärts rucken anstatt ziehen. Starten mit einem Zug von den Händen ausgehend. All das arbeitet gegen den Effekt der Übung: Ferse,
Füße und Oberschenkel gehen auf Spannung; die Beinbeugemuskula-
tur wird gebraucht, um die Hüftbeuger zu fixieren,
die deshalb in der Lage sind, den Körper nach
oben zu ziehen. Auch das entspricht nicht dem
Zweck der Übung.

Trainierte Muskulatur:
   Rectus abdominis
   Obliquus externus und internus
   Transversus abdominis

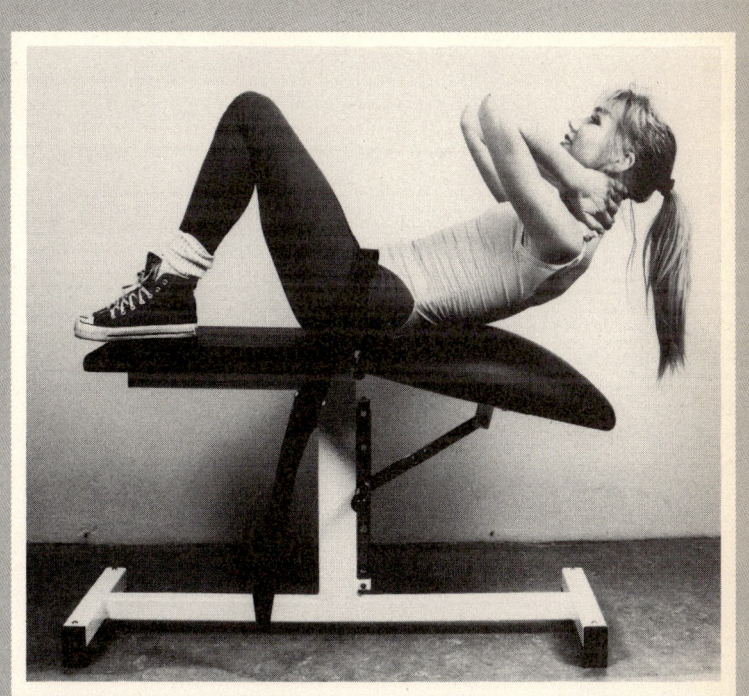

Sequenz 2

▌1▐ Fersenheben

Trainiert Hüft- und
Oberschenkelmuskulatur

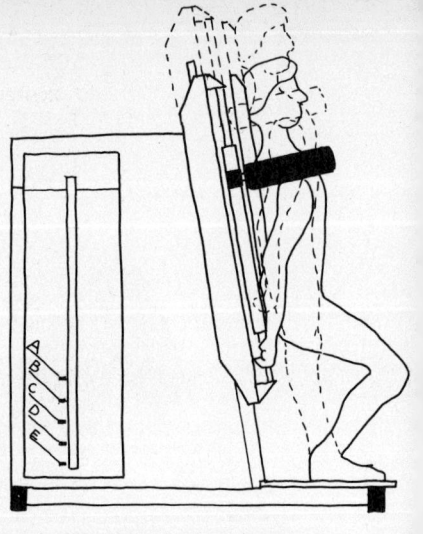

Diese Übung ähnelt der konventionellen Kniebeuge mit Gewichten,
die man hinter den Beinen hält. Sie
ist jedoch viel effektiver, weil sie
spezifischer die Kniestrecker in
den Oberschenkeln anspricht, und
viel sicherer, weil der Rücken während der Übung nicht beugen kann.
Beginnen Sie die Übung mit einem fest an die Stütze gelehnten Rücken,
beugen Sie Ihre Knie, so daß Sie die Griffe greifen können. Stellen Sie
die vertikale Höhe der Schulterstützen so ein, daß Sie gerade auf Ihren
Schultern ruhen. Beginnen Sie in der unteren Position. Strecken Sie
Ihre Knie gleichmäßig und vorsichtig in die aufrechte Position.
Lassen Sie sich dann in die gebeugte Position zurücksinken.

Häufige Fehler:
Die Füße stehen zu weit nach vorn; diese Position trainiert die Hüftstrecker und schwächt den gewünschten Effekt auf die vorderen Oberschenkelmuskeln.
Zu schnelles Absinkenlassen, die Gewichte schlagen auf.
Oberkörper beugt nach vorn, anstatt gegen die Stütze gepreßt zu
sein.

Trainierte Muskulatur:
    Quadriceps
    Glutaeus maximus
    Adductor magnus
    Biceps (Bein)

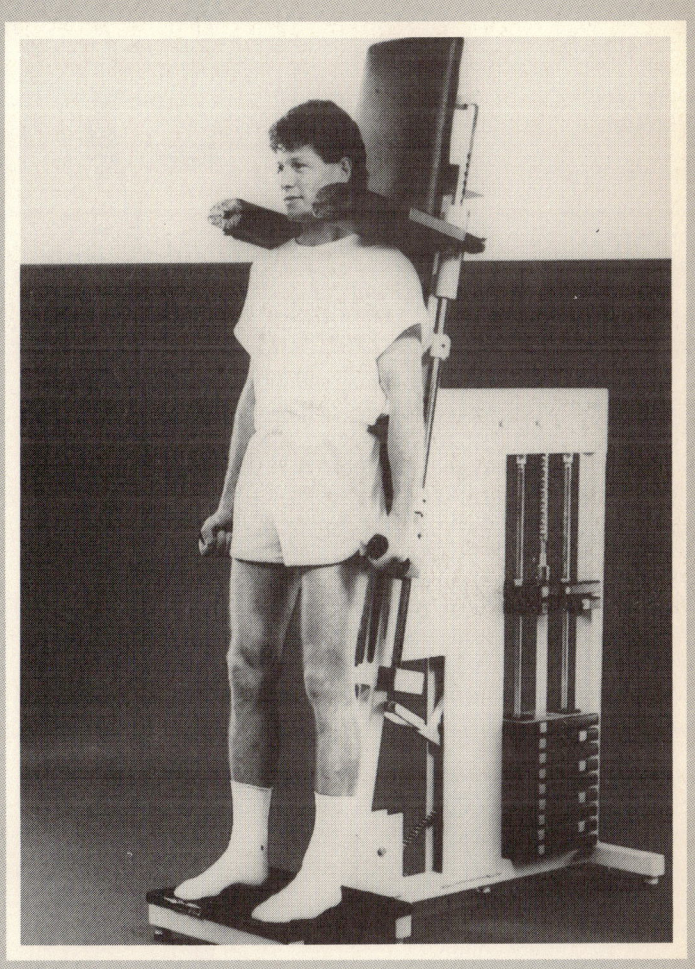

Sequenz 2

2 Rotation im Sitzen

<u>Trainiert Rumpf-
muskulatur</u>

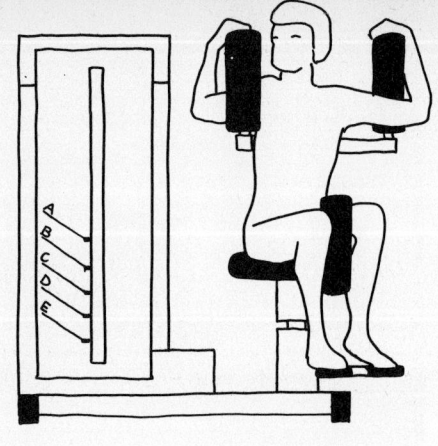

Diese Übung trainiert
die Rücken-, die
seitliche und die
Bauchmuskulatur, die
den Körper und die
Schulter relativ zur
Hüfte verdrehen.

Der Rücken kann während der Übung stabilisiert werden.

Merke: Nicht empfohlen für Personen mit Rückenproblemen.

Sie sitzen in der Mitte des Sitzes mit je einem Bein auf jeder Seite des
Kniepolsters. Die Arme sind angehoben, und die Unterarme werden
seitlich vertikal an den rückwärtigen Seiten der Armpolster in Richtung der Rotation gehalten (links oder rechts). Verdrehen Sie die
Schultern relativ zu den Hüften, langsam und gleichmäßig, und kehren
Sie dann in die Startposition zurück. Kehren Sie Ihren Armgriff und
den Sitzwinkel um, um in die andere Position zu drehen. Der totale
Drehungswinkel kann justiert werden, indem man den Sitz in Richtung der Rotation versetzt. Plazieren Sie die Füße auf den Fußrollen,
um den Übungseffekt auf den oberen Rücken zu verschieben.

Häufige Fehler:
Ruckartiges Drehen anstatt gleichmäßig und kontrolliert.
Schnelles und ungleichmäßiges Zurückkehren
in die Startposition.

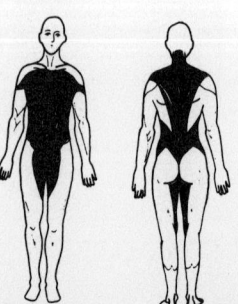

Trainierte Muskulatur:
  Obliquus internus und externus
  Rectus abdominis
  Rotatoren – Multifidus
  Erector spinae – Pectoralis major
  Rhomboides
  Trapezius transversalis
  Deltoideus

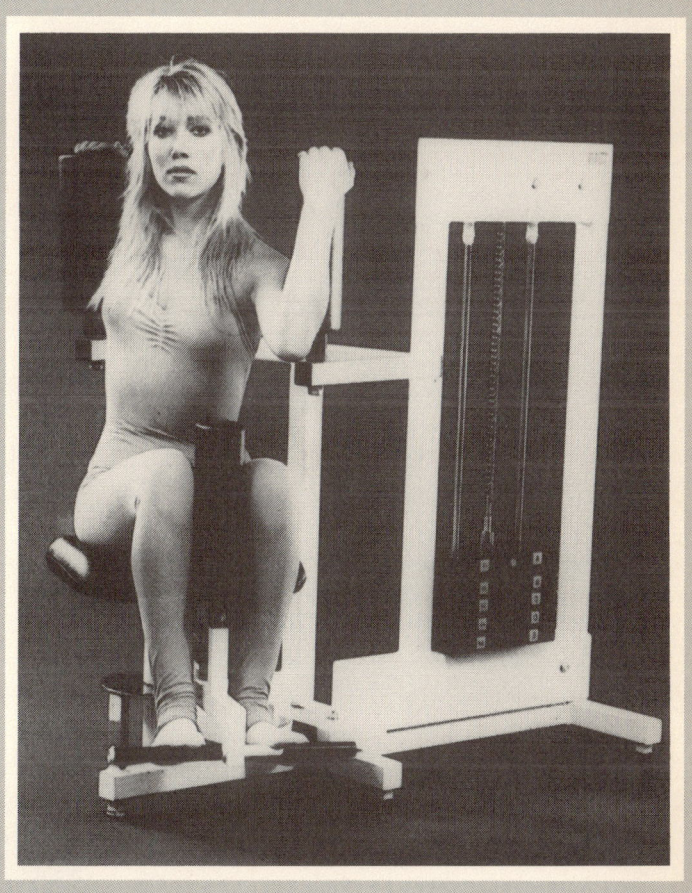

Sequenz 2

3 Lats (Ziehen)

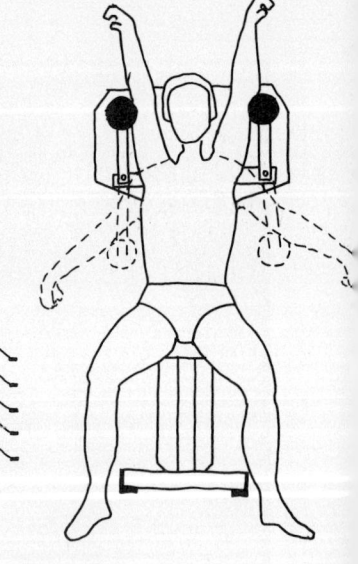

Trainiert Armmuskeln und die seitliche
Oberkörpermuskulatur

Diese Übung trainiert die größeren
Muskeln, die den Arm an den Körper
heranziehen, und hilft Hüfte, Brust und
Schultern zu lockern. Beginnen Sie die
Übung in einer komfortablen Sitzposition, den Rücken fest an die Stütze gepreßt. Der Sitz sollte so eingestellt sein,
daß die Schultergelenke sich auf Höhe
der Drehpunkte der Gerätearme befin-
den. Legen Sie Ihre Arme auf die Polster, und ziehen Sie gleichmäßig und so
weit wie möglich nach unten. Kehren
Sie dann gleichmäßig zur Ausgangsposition zurück.

Häufige Fehler:
Der Sitz ist zu hoch oder zu niedrig angebracht.
Die Arme rutschen auf den Polstern auf und ab.
Der Körper lehnt sich nach vorn, anstatt aufrecht gegen die
Rückenstütze gedrückt zu bleiben.

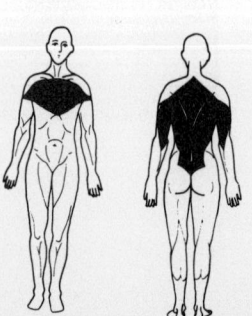

Trainierte Muskulatur:
    Latissimus
    Rhomboides
    Trapezius transversalis
    Teres minor und major
    Pectoralis
    Triceps

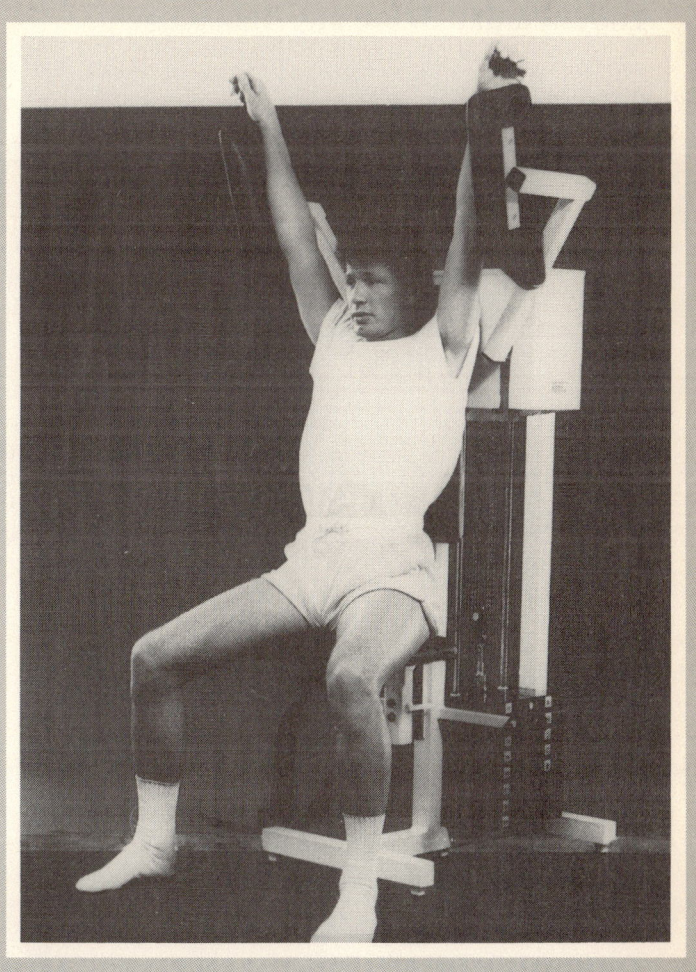

Sequenz 2

4 Anheben der Beine aus Bauchlage

Trainiert Rücken- und Hüftmuskulatur

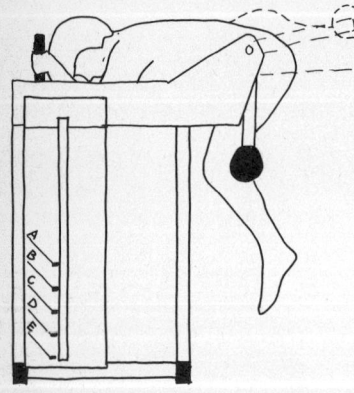

Diese Übung wird auf einem Gerät trainiert, das ein spezifisches Training der Hüftstrecker und der Muskeln im unteren Rücken erlaubt. Sie liegen bäuchlings mit den Beinen unter der Rolle und dem Hüftgelenk gerade auf Höhe des Drehpunktes der Hebelstange. Ergreifen Sie dic Handgriffc über oder unter dem Polster, je nachdem, wie Sie Ihren Körper besser auf der Unterlage stablisieren können. Beginnen Sie in der unteren Position, und strecken Sie Ihre Beine gleichmäßig bis in die Horizontale (Bewegung nur in den Hüftgelenken). Halten Sie kurz diese obere Position mit einer Streckung bis in die Fußgelenke. Dann lassen Sie Ihre Beine wieder sanft in die Ausgangsposition zurücksinken.

Häufige Fehler:
Die Hüftgelenke liegen vor oder hinter dem Drehpunkt des Hebelarmes.
Starke Beckenbewegung
Die Rolle rutscht während der Übung.
Die Geschwindigkeit bei der Aufwärtsbelastung gleicht eher einem Tritt als einer gleichmäßigen Zubewegung und Extension.
Kein Pausieren in der oberen Position.
Die Position der Arme ist nicht korrekt, der Körper wird bei dem Positionieren der Beine in der oberen Stellung von der Unterlage gehoben.

Trainierte Muskulatur:
  Glutaeus maximus
  Adductor magnus
  Biceps (Bein)
  Erector spinae

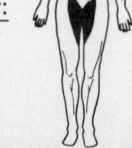
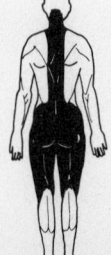

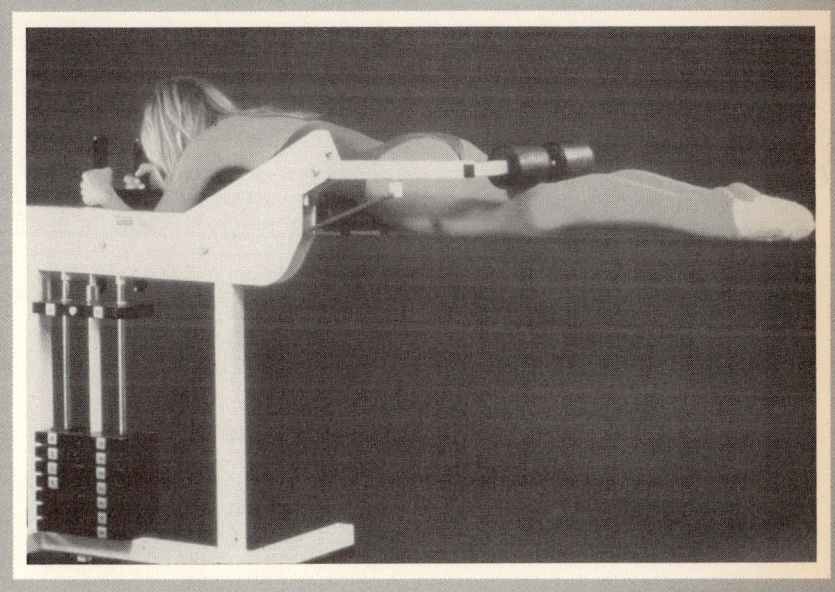

Sequenz 2

5 Sitzpresse / Nackendrücken

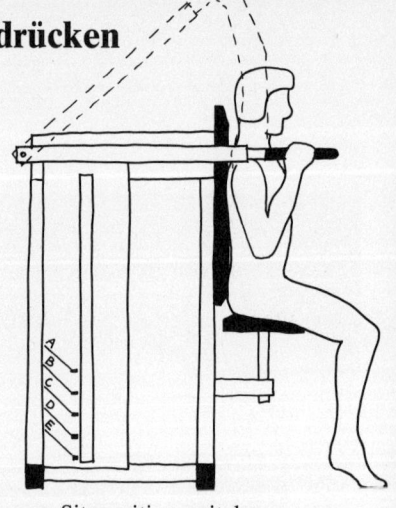

Trainiert Schulter- und
Armmuskulatur

Diese Übung ist ähnlich der
konventionellen Nackendrück-
übung mit freien Gewichten, hat
jedoch entscheidende Vorteile:
Der Bewegungsumfang ist komplett
und nicht durch eine Stange
behindert, die dem Kopf sehr nahe
kommt, und der Apparat hat zwei
separate Griffe, einen auf jeder
Seite des Kopfes. Außerdem ist
der Rücken geschützt und stabilisiert.
Beginnen Sie die Übung in einer bequemen Sitzposition, mit dem
Rücken fest an die Rückenstütze gelehnt; der Stuhl ist so justiert, daß
die Oberkante der Schultern gerade unterhalb der Griffe des Gerätes
liegt. Nehmen Sie die Griffe in einer bequemen Position, und strecken
Sie die Arme, bis sie gerade sind. Lassen Sie sie dann wieder in die
Ausgangsstellung zurücksinken.

Häufige Fehler:
Der Sitz ist zu niedrig angebracht und damit die Bewegung zu leicht.
Die Übung fällt zu leicht.
Der Po rutscht auf dem Sitz nach vorn und zieht den Rücken von der
Unterstützung ab. Das macht die Übung
leicht und kann den unteren Rücken
überlasten.

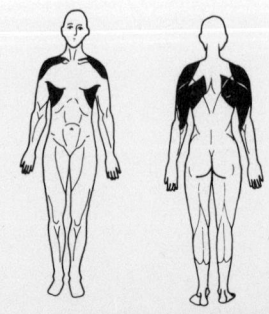

Trainierte Muskulatur:
    Serratus anterior
    Trapezius
    Deltoideus
    Triceps

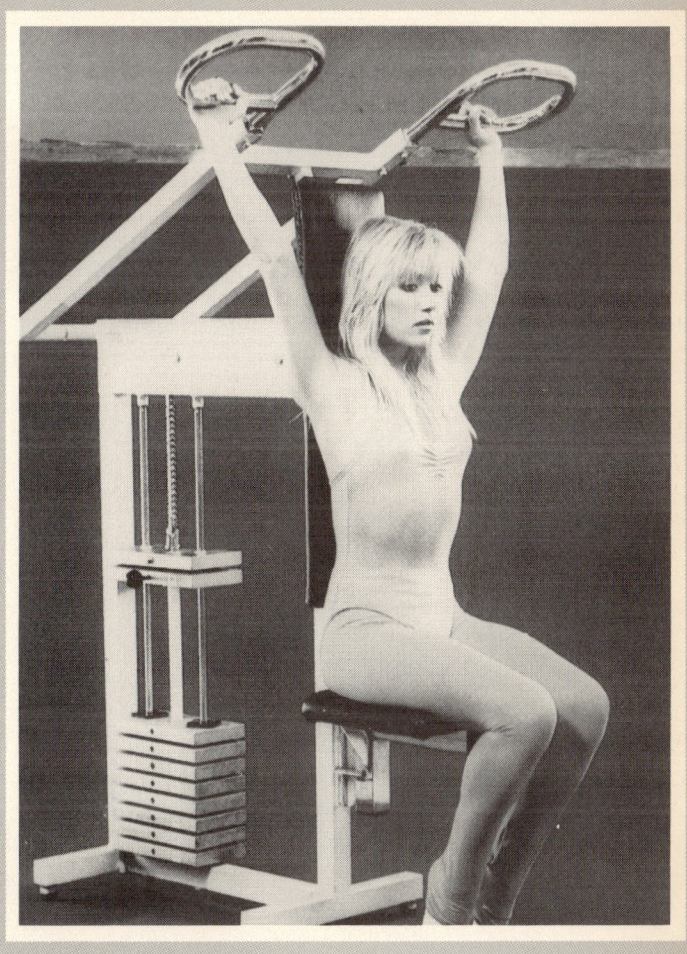

Sequenz 3

1 Sprunghocke

<u>Trainiert Hüftmuskulatur, Ober- und
Unterschenkelmuskulatur</u>

Diese plyometrische Übung trainiert fast die gesamte Unterschenkel-,
Bein- und Hüftmuskulatur und baut Kraft- und Muskelausdauer auf,
sofern sie korrekt ausgeführt wird.
Stellen Sie das Gerät auf Ihre Übungsstufe ein. Beginnen Sie in der
oberen Position, die Füße in der Mitte der Fußplatte bequem voneinander entfernt. Nehmen Sie jetzt die Griffe in beide Hände, beugen
Sie die Knie und strecken Sie schnell die Beine zum Sprung. Sie landen
auf den Fußballen, um die
Wucht abzufangen. Sprin-
gen Sie ohne Verzögerung
sofort wieder hoch.

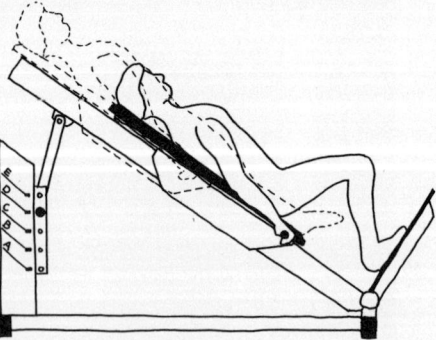

<u>Häufige Fehler:</u>
Zögern vor dem Sprung. Nach vorn gebeugter Kopf. Arme nicht gestreckt. Harte Landung auf dem ganzen Fuß oder den Fersen.

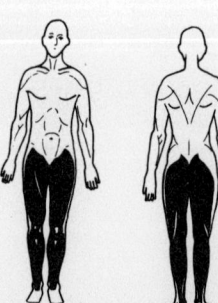

Trainierte Muskulatur:
   Glutaeus maximus
   Biceps (Bein)
   Adductoren
   Quadriceps
   Gastrocnemius
   Soleus
   Fußbeuger

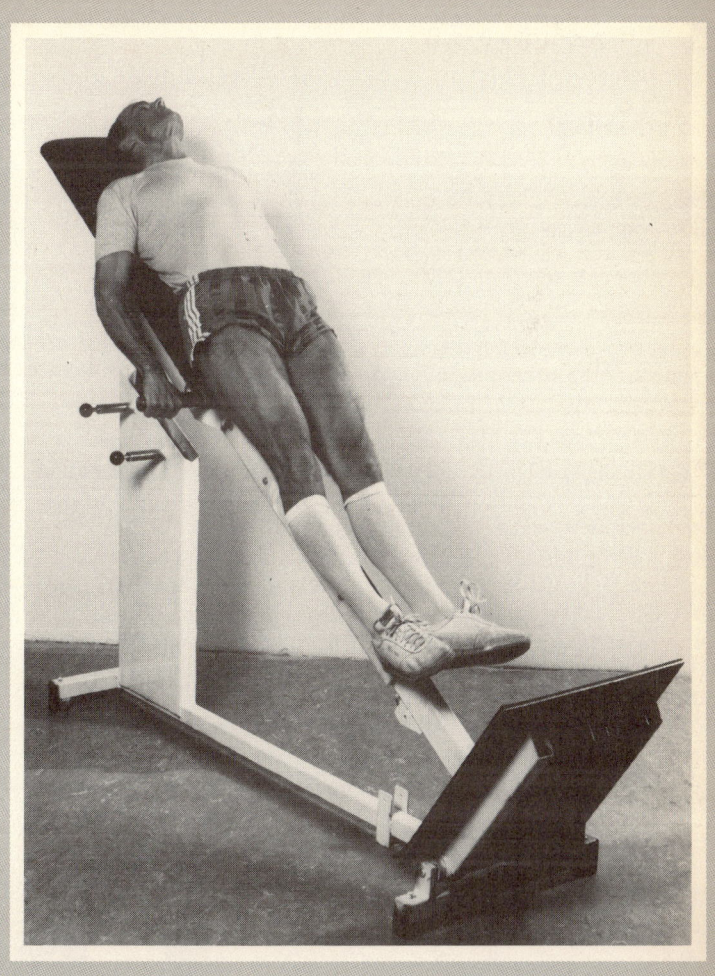

Sequenz 3

2 Überzieher mit gestreckten Armen

Trainiert Brust-
und Armmuskeln

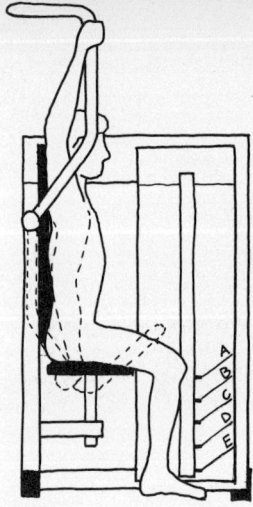

Diese Übung ermöglicht eine ausgezeichnete Schulung für Brust und
Schultern und trainiert die großen Arm- und Brustmuskelgruppen
über einen Bewegungsumfang von ungefähr 170 Grad.
Beginnen Sie die Übung im komfortablen Sitz mit dem Rücken gegen
die Stütze gelehnt, der Sitz ist so eingestellt, daß Ihre Schultergelenke
auf Höhe des Drehpunktes des Gerätearms liegen. Ihre Arme liegen
auf den Seiten der Griffe, und Ihre Hand sollte sich einen bequemen
Haltepunkt suchen. Beginnen Sie in der oberen Position, und ziehen
Sie die Arme langsam und so weit wie möglich gleichmäßig nach vorn
und unten. Kehren Sie langsam und gleichmäßig in die Startposition
zurück. Legen Sie kurze Pausen in der unteren und oberen Position ein.

Häufige Fehler:
Anheben der Füße.
Der Körper lehnt nach vorn, anstatt mit dem
Rücken fest gegen die Stütze zu drücken.
Zuwenig Haltekraft bei der Bewegung nach
oben.
Zu schnelle Aus-   Trainierte Muskulatur:
führung, die   Latissimus
Gewichte fallen   Teres major
herunter.   Pectoralis
                          Rectus und
                          Transversus abdominis
                          Triceps

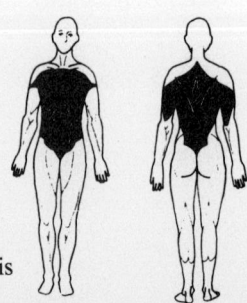

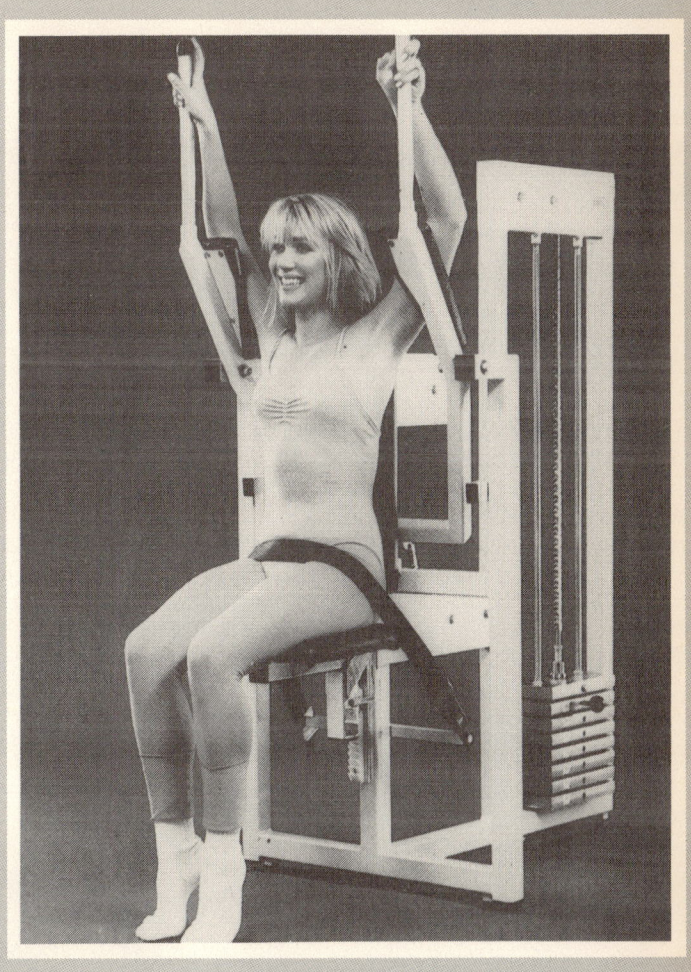

Sequenz 3

3 Seittrainer

Trainiert die Muskeln entlang
der Oberkörperseiten

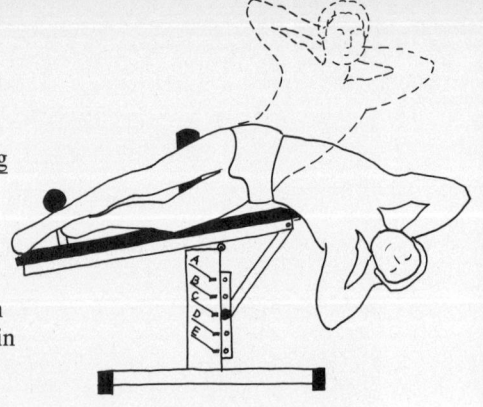

Dies ist eine exzellente
Übung, um reine Bauch-
muskel- und Rückenübungen
zu vervollständigen. Weiterhin
stärkt sie die Muskeln des
mittleren Rumpfgürtels.

Befestigen Sie die Knöchelstütze so, daß sie Ihrer Beinlänge entspricht. Legen Sie sich auf eine Seite mit dem oberen Bein unter dem
Stützkissen, das untere Knie gebeugt. Der Fuß sollte unter dem oberen Bein unterhalb des Knies eingehakt sein. Die obere Hüfte sollte
lcicht nach vorn, vor der unteren Hüfte, zu liegen kommen. Die Taille
sollte gerade am Ende der Unterlage sein.

Verschränken Sie Ihre Hände hinter dem Nacken, lassen Sie Ihren Ober-
körper unter das Niveau Ihrer Unterlage sinken. Das ist die Startposition.
Heben Sie jetzt ihren Oberkörper gleichmäßig an, heben Sie jedoch nicht
Ihre Hüfte vom Polster. Halten Sie kurz die obere Position, und senken
Sie danach den Oberkörper gleichmäßig zurück in die Startposition.
Wechseln Sie die Seite und wiederholen die Übung für die andere Seite.

Häufige Fehler:
Der Körper ist nicht richtig positioniert; Verdrehung des Oberkörpers
nach oben, zusammen mit den Hüften, erlaubt «Schummeln», indem
es den Hüftbeugern ermöglicht, den Körper nach oben zu ziehen.
Das obere Bein ist gebeugt.

Schnelle, aufwärts gerichtete, ruckartige
Bewegungen anstatt eines gleichmäßigen Zuges.
Keine Pause in der oberen Position.

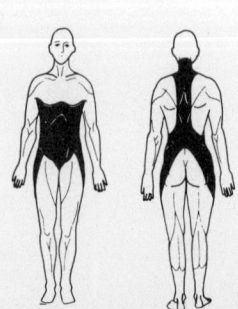

Trainierte Muskulatur:
Quadratus lumborum
Glutaeus medius und minimus
Tensor fasciae latae
Erector spinae
Transversus abdominis
Obliquns internus und externus

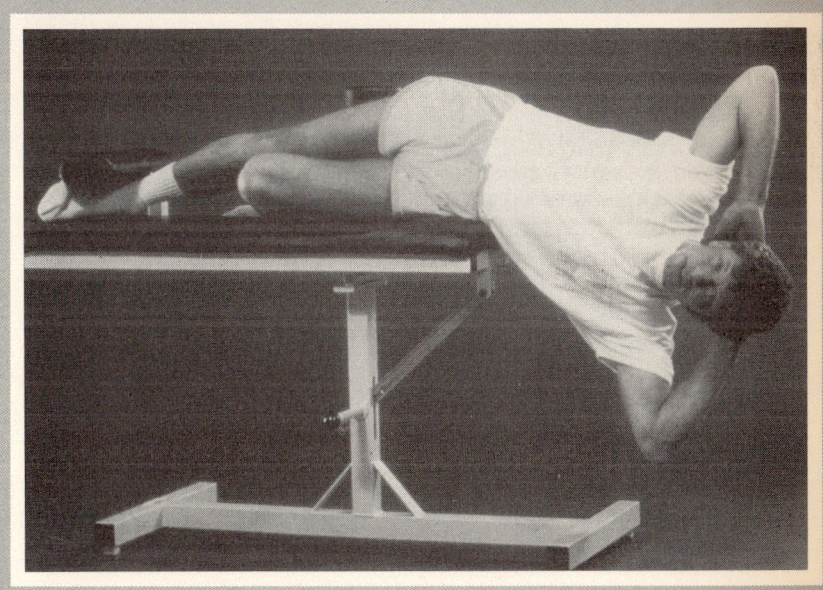

Sequenz 3

▪ 4 ▪ Flys

Trainiert Brust- und Armmuskulatur

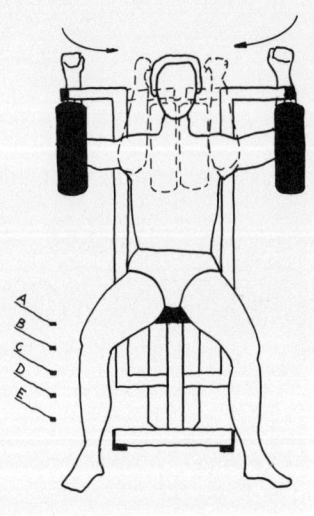

Diese Übung erinnert an das Bank-
drücken mit freien Gewichten, aber sie
ist spezifischer und sicherer. Die Brustmuskulatur wird im vollen Bewegungsumfang trainiert.
Beginnen Sie die Übung in sitzender
Position, der ganze Rücken gegen die
geneigte Rückenstütze gepreßt. Mit
gebeugten Ellbogen sollten die inneren
Seiten der Unterarme gegen die Polster
drücken. Dies ist die Startposition.
Drücken Sie nun beide Arme gleichzeitig nach vorn, gleichmäßig und langsam, bis die Polster des Apparates sich
fast vor Ihrem Gesicht berühren. Kehren Sie dann vorsichtig in die Startposition zurück. Halten Sie jeweils kurz die Start- und Endposition.

Häufige Fehler:
Der Oberkörper lehnt während der Endposition zu weit nach vorn.
Beim Zurückkehren in die Startposition wird nicht genügend Kraft aufge-
bracht, die Gewichte fallen nach unten.

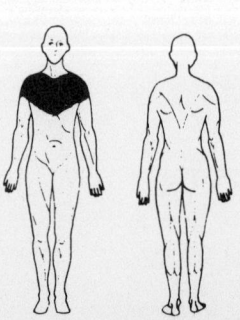

Trainierte Muskulatur:
  Pectoralis
  Coracobrachialis
  Deltoideus anterior

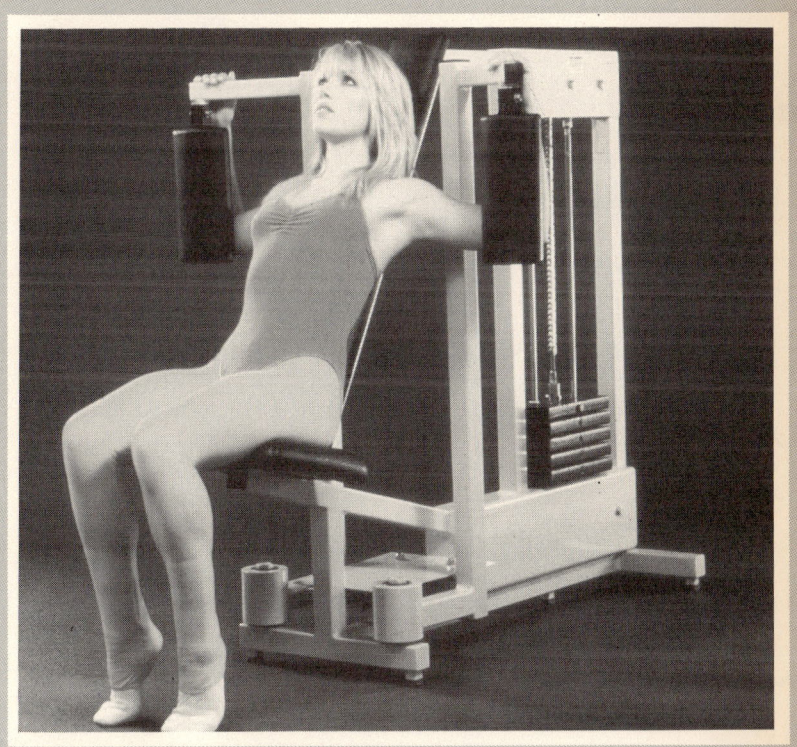

Sequenz 3

5 Hüftheben

Trainiert Bauchmuskulatur

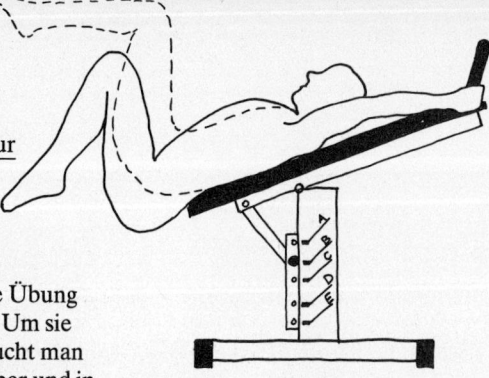

Dies ist eine anstrengende Übung
für die Bauchmuskulatur. Um sie
korrekt auszuführen, braucht man
Kraft im ganzen Oberkörper und in
den Bauchmuskeln.
Merke: Diese Übung wird nicht empfohlen für Personen mit Rückenproblemen.
Beginnen Sie die Übung, wenn Ihr Rücken vollkommen von der Bank
gestützt ist, und zwar gerade von oberhalb Ihres Pos ab. Ergreifen Sie
die Handstangen in einer für Sie bequemen Position. Beugen Sie Ihre
Hüften 90 Grad, und beugen Sie Ihre Knie in einem für Sie komfortablen Winkel. Benutzen Sie jetzt Ihre Bauchmuskulatur, um die Hüfte
und Beine senkrecht anzuheben, bis nur noch Ihr oberer Rumpfteil
von der Unterlage gestützt wird. Halten Sie kurz die hohe Position und
lassen sich dann gleichmäßig in die Startposition zurücksinken.

Häufige Fehler:
Die Hüfte ist weniger als 90 Grad gebeugt.
Die Knie ziehen in Richtung Brust anstatt in die vertikale Richtung.
Die Hüftbeuger werden benutzt. Das Absinken in die Ausgangsposi-
tion ist nicht vollständig, der untere Rücken berührt nicht die Unter-
lage in der Ausgangsposition; dadurch ist der
Bewegungsumfang der Übung verkürzt.

Trainierte Muskulatur:
Rectus abdominis
Obliquus internus und
externus
Latissimus
Teres major
Pectoralis

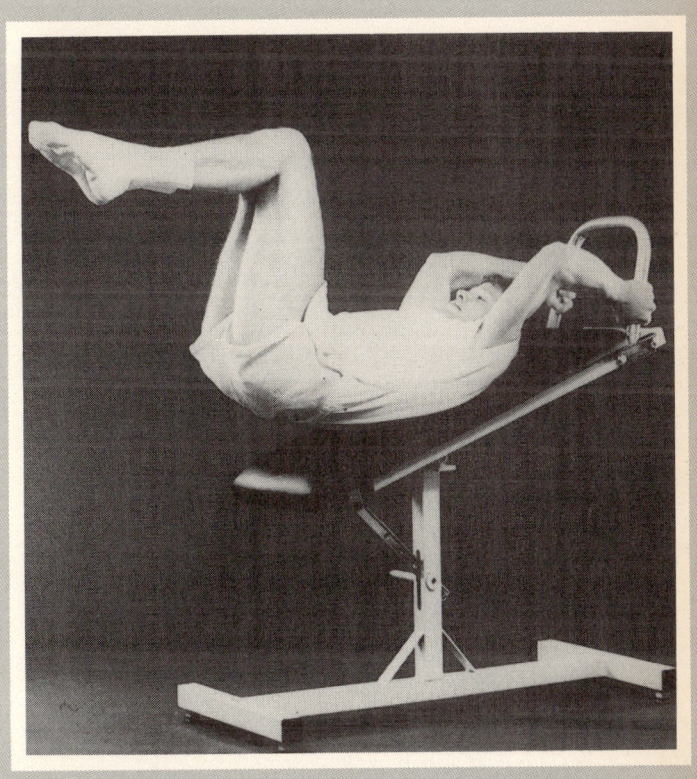

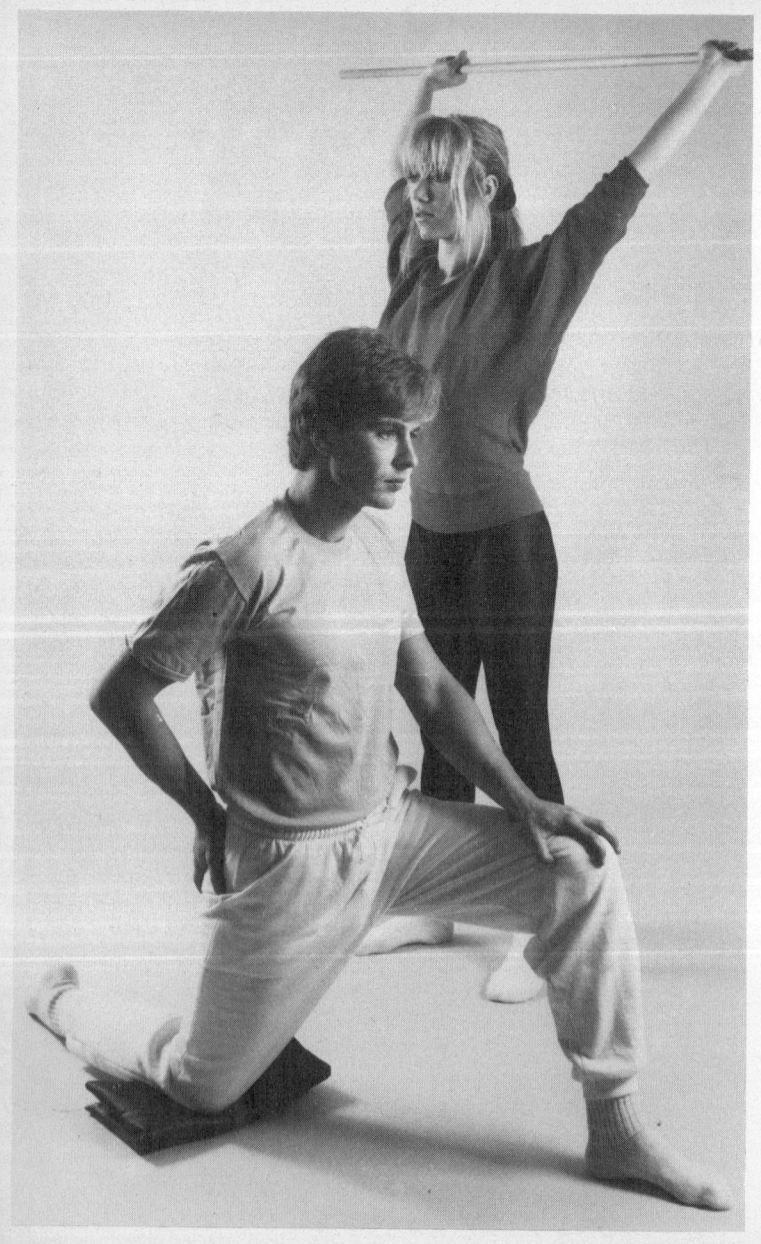

Stretching

Beweglichkeit ist ein subtiler und dennoch sehr wichtiger Bestandteil der Allround-Fitness. Selbst die besten Automobile müßte man sehr langsam und vorsichtig fahren, wenn die Federung nicht arbeiten würde. Genausowenig können Sie Ihre Kraft oder Ausdauer ausnutzen, wenn jede Bewegung durch einen Mangel an Beweglichkeit eingeschränkt ist.

Jeder hat schon einmal erfahren, wie eine steife und saure Muskulatur die Bewegungen einschränken kann. Oft hat man dieses Erlebnis nach körperlicher Anstrengung, auf die die Muskeln nicht vorbereitet waren, z. B. nach einem ungewöhnlich anstrengenden Tennis-Match oder nach einem ganztägigen Beschneiden der Rosensträucher im Garten. Oft kann die betroffene Muskulatur am nächsten Tag kaum bewegt werden. Saure und steife Muskulatur und die Muskelverkürzung, die daraus resultiert, können fast völlig unbeweglich machen wie ein Gips.

Einige der Gründe für Muskelsteifheit sind bekannt, andere immer noch im unklaren. Auch für das Phänomen der sauren Muskulatur hat man noch keine Erklärung. Man glaubt, daß Gewebeschädigungen und lokale Muskelkrämpfe eine Rolle spielen. Genausogut könnte Vererbung eine Rolle spielen, da einige Personen mehr zu übersäuernder Muskulatur neigen als andere.

Einige äußere Ursachen von Übersäuerung und der damit verbundenen Muskelverkürzung sind jedoch bekannt. Einseitige Arbeit kann die Muskulatur verkürzen und die Beweglichkeit begrenzen. Auch einige Sportarten verlangen eine einseitige muskuläre Entwicklung, die Bewegungen einschränken kann. Vielseitige Bewegung über den gesamten Bewegungsumfang während körperlicher Arbeit oder während des Trainings ist in der Lage, dieser Muskelverkürzung entgegenzuwirken.

Stretching kann die Übersäuerung der Muskulatur vermindern. Es ist jedoch nicht in der Lage, vorgeschädigte Muskulatur oder anderes Körpergewebe zu reparieren. Die wichtigste Rolle von Stretching zur Erhaltung der Beweglichkeit ist, die Muskelverkürzung zu verhindern, bevor sie auftritt. Darin liegt das Ziel der Dehnungsübungen in diesem Kapitel.

Zu einigen traditionellen Irrtümern

Wenn Sie Ihre Freunde nur nach einer Stretching-Übung fragen, werden wahrscheinlich 8 von 10 das schon klassische Berühren der Zehen mit den Fingern im Stehen nennen. Dabei stehen Sie mit geraden Beinen und geschlossenen Füßen, Sie beugen sich nach vorn und versuchen, mit Ihren Fingerspitzen den Fußboden vor Ihren Füßen zu berühren. Sollte Ihnen das nicht möglich sein, versuchen Sie, auf und ab zu wippen, um durch Kraft und Geschwindigkeit die Fingerspitzen nach unten zu bekommen. Oder vielleicht greifen Sie mit ihren Händen um die Beine und ziehen sich mit Ihren Armen nach unten, bis Ihr Kopf zwischen die Knie kommt. Bewegliche Personen kommen dabei mit ihren Handflächen auf den Boden.

Diese Übung soll die Rückenmuskulatur und die Oberschenkelmuskulatur strecken. Es ist jedoch sehr fraglich, ob dies zutrifft. Sicher ist jedoch, daß diese Übung der Hauptgrund für die Entstehung von Schmerzen im unteren Rücken in fast allen Sportarten ist. Der Grund dafür ist, daß die Beugemuskulatur des Beines viel stärker ist als die Rückenmuskulatur. Wirkt jetzt eine Kraft über einen Bogen von den Oberschenkeln auf den Rücken, gibt das schwächste Glied zuerst nach, nämlich der Rücken bzw. die Wirbelsäule. Daher kann bei dieser Übung die Rückenmuskulatur massiv geschädigt werden. In extremen Fällen kann es sogar zu spinalen Verletzungen kommen, also sogar Wirbelsäule und Rückenmark in Mitleidenschaft gezogen werden. Deswegen ist diese Übung der erste Kandidat für die schlechteste bekannte Übung. Deshalb gibt es auch keine Illustration dieser Übung in diesem Buch. Nicht mal eine Illustration, die mit großen Buchstaben «FALSCH» überdruckt ist.

Eine andere potentiell gefährliche, aber traditionelle Dehnungsübung ist das Kopfkreisen. Wenn auch junge, gesunde Personen mit dehnbarem Nacken das Kopfkreisen tolerieren können, benötigt diese Übung jedoch so viele Komplexe und gefährliche Bewegungen in den Halswirbeln, daß man nur davor warnen kann.

Nur eine Regel

Die potentielle Gefährlichkeit des Zehenberührens im Stehen zeigt die wichtigste Maßgabe für das Stretching auf:
Seien Sie sich immer bewußt, was und warum Sie dehnen, und dehnen Sie immer vorsichtig.

Beachten Sie dieses eine Gesetz, und Sie können ohne Angst vor einem unangenehmen Erlebnis zu dehnen beginnen.

Auf Seite 43/44 wurde schon diskutiert, daß es zwei Arten von Dehnungstechniken gibt: dynamisches Dehnen und gehaltenes Dehnen. Beim dynamischen Dehnen wird der Körperschwung benutzt, um die Muskelgruppen in extreme Positionen zu zwingen. So ist z. B. das gefährliche Wippen beim Zehenberühren eine Art schwingendes Dehnen. Das kraftvolle nach oben gerichtete Schwingen eines Beines ist eine andere Form des traditionellen Schwungdehnens. Schwungvolle Bewegungen führen reflektorisch immer zu Kontraktionen in den Muskelgruppen, die dieser Bewegung entgegenwirken (Antagonisten). Das ist eine Schutzreaktion des Körpers, um die Kraft einer Bewegung, die vielleicht schädlich sein könnte, zu begrenzen. Versucht man mit Gewalt diese Reaktion zu übergehen, kann es zu Muskelrissen und manchmal auch zu Schädigungen anderer Gewebe kommen. Aus diesen Gründen sollte schwungvolles Dehnen vermieden werden. Gehaltenes Stretching, bei dem Muskelgruppen gedehnt werden, indem man sie eine bestimmte Zeit in der gewünschten Position hält, bietet die Möglichkeit, Beweglichkeit zu trainieren, ohne gegenwirkende Muskelkräfte zu entwickeln oder eine Verletzung oder Überlastung zu riskieren. Deshalb ist diese Art von Dehnung in den folgenden Dehnungsübungen anzuwenden.

Stretching wird in vielen verschiedenen Variationen aus sehr vielen Gründen ausgeführt. Stretching ist wichtig in der rehabilitierenden Physiotherapie. Dehnung ist Grundbestandteil fast aller Künste, die Bewegung beinhalten, angefangen vom 6000 Jahre alten japanischen Ho bis hin zum modernen Ballett und Tanz.

Präziser müßte der Titel dieses Kapitels eigentlich lauten: «Selbstdehnungsübungen», um anzuzeigen, daß die Dehnung von den Sportlern selbst als ein Teil ihres Trainings durchgeführt wird.

Vorher und nachher

Einer der am meisten vernachlässigten Aspekte des Dehnens ist, daß es aus zwei sehr unterschiedlichen Gründen gemacht wird. *Sie dehnen vor dem Training, und Sie dehnen aus nach dem Training.*

Das Dehnen vorher bereitet den Körper auf das vor, was auf ihn zukommt. Ein verkürzter Antagonist behindert nicht nur den Aktionsradius der Primärbewegung, sondern auch den Agonisten und die Zusammenarbeit beider Muskeln. Deshalb ist es unmöglich, einen Muskel zu kräftigen, ohne erst die Muskulatur auf der anderen Seite des Gelenkes zu dehnen.

Dehnen nachher erhält oder verbessert die Beweglichkeit und hilft Muskelübersäuerung vorzubeugen. Die beiden Formen, Dehnen vorher und nachher, hängen zusammen und sind beide notwendig. Der Unterschied ist nur graduell zu sehen. Für beide Formen können die gleichen Stretching-Übungen angewandt werden. Das Dehnen vor dem Training ist sanfter und vorsichtiger, und die Positionen, in denen gedehnt wird, sind weniger extrem und werden für kürzere Zeit gehalten als beim Strecken nach dem Training.

Die Fähigkeiten zur Dehnung variieren stark von Mensch zu Mensch. Deswegen gibt es keinen allgemeinen Standard dafür, wie weit man sich dehnen sollte. Die beste Richtlinie ist immer noch das eigene Empfinden. Das Dehnen vor dem Training sollte sich einfach gut anfühlen, das Dehnen nach dem Training beinhaltet gerade eine angenehme Spannung. Haben Sie, während Sie dieses Buch gelesen haben, stillgesessen, legen Sie es jetzt beiseite, stehen Sie auf und strecken sich auf Ihre volle Größe. Strecken Sie Ihre Arme von Ihrer Schulter weg und gähnen Sie wie ein Baby. Setzen Sie sich jetzt wieder hin. Sie sollten diese kurze Streckübung als eine angenehme Unterbrechung Ihrer Lektüre betrachten. Das ist ein Gefühl, das Sie nach einem trainingsvorbereitenden Stretching haben sollten.

Sie sollten das Stretching als einen Teil Ihres Aufwärmprogramms ansehen. Gehen Sie jedoch nicht während des Aufwärmens in extreme Dehnungspositionen. Das Dehnen verlängert die Muskeln und vermindert die Belastung der Muskulatur. Deswegen fühlt man sich locker danach. Extremes Dehnen, das die Muskulatur zu sehr verlängert, könnte hinderlich sein, da es zu Ermüdung und zu kleineren Verletzungen in der Muskulatur führen kann. Insgesamt kann das dazu führen, daß die Übung danach mehr darunter leidet als verbessert wird. Viele Wettkampfathleten, vor allen Dingen Leichtathleten und Skirennläufer, haben gerade aus diesem Grund schon oft im Wettkampf ein schlechtes Ergebnis erzielt. Dadurch, daß sie vor dem Start ein übertriebenes Stretching-Programm durchführten, haben sie ihre eigene Leistungsfähigkeit eingeschränkt.

Qualität ist individuell

Wenn Ihre Beweglichkeit noch nicht so stark ausgebildet ist, z. B. wenn Sie neu mit dem Training beginnen, kann es nötig sein, daß Sie vor dem Training eine längere Zeit zum Dehnen brauchen und auch nach dem Training eine längere Zeit dafür bereitstellen sollten. Es kann Monate dauern, bis sich die Beweglichkeit der Muskelgruppen, die durch Nichtgebrauch verkürzt sind, verbessert hat. Auf der anderen Seite sollten Sie bei guter Beweglichkeit, vor allen Dingen, wenn Sie schon lange Sequenztraining betreiben, mit einer Wiederholung einer jeden angebotenen Dehnungsübung auskommen. Das gilt für das Dehnen vor und nach dem Training.

Die zentrale Rolle, die die Beweglichkeit in der Fitness spielt, die Leichtigkeit, mit der ein Stretching-Training durchgeführt werden kann, machen es einfach, jeden Tag ein wenig zu dehnen. Sie können alle Dehnungsübungen, die in diesem Kapitel beschrieben sind, zu Hause durchführen. Alles, was Sie brauchen, ist ein Stuhl, eine Wand oder den Fußboden. Regelmäßiges Stretching führt zur Erhaltung der vitalen Beweglichkeit der Körpergelenke und trägt dazu bei, die Geschmeidigkeit zu erhalten und der allmählichen Versteifung, die mit fortschreitendem Alter einhergeht, entgegenzuwirken.

Das Ziel des Dehnens ist die Erhaltung oder Verbesserung der Beweglichkeit. Aber maximale oder extreme Beweglichkeit ist selten erwünscht. Überbeweglichkeit (Hypermobilität), die man auch als Instabilität bezeichnet, ist ein Symptom, das man behandeln muß. Überbeweglichkeit ist ein häufiger Grund für Probleme im unteren Rückenbereich, während eine ungenügende Beweglichkeit oft Probleme des oberen Rückens verursacht. So unterscheiden sich auch die Lösungswege für diese zwei Probleme. Die Muskeln des unteren Rückens sollten gestärkt werden, um den Rücken zu stabilisieren; die Muskeln des oberen Rückens sollten gedehnt werden, um den Rücken zu mobilisieren. Aber auch der obere Rückenbereich und vor allen Dingen der Nacken können unter Überbeweglichkeit leiden. Als allgemeine Regel sollten Sie sich merken, daß Sie für Rücken und Nacken ein übertriebenes Dehnprogramm vermeiden sollten.

Passiv und aktiv

Dehnung kann passiv oder aktiv sein, das hängt davon ab, ob die Muskeln, die bei der Bewegung beansprucht werden, einfach gedehnt werden oder aktiv die Dehnbewegung unterstützen.

Beim passiven Dehnen sind die Muskeln entspannt, während sie gedehnt werden. Die Kraft, die zur Dehnung führt, kommt entweder von Muskeln der anderen Seite des zu dehnenden Gelenkes oder von außen; unter Umständen auch aus einer Kombination dieser beiden Quellen. Passives Dehnen braucht Gefühl. Sie müssen ein Gefühl dafür entwickeln, wieviel Dehnung Ihre Muskeln tolerieren. Zuviel passives Dehnen kann schädlich sein. Seien Sie also immer vorsichtig und aufmerksam.

Beim aktiven Dehnen werden die Muskeln während des Dehnvorgangs abwechselnd kontrahiert und entspannt. Zunächst wird eine mittlere Dehnungsposition angestrebt, dann werden die Muskeln angespannt, um gegen die Dehnrichtung zu arbeiten, dann wieder entspannt, um eine etwas weitergehende Dehnposition zuzulassen. Durch diese Anspannungs-Entspannungs-Zyklen erreicht man schließlich bei voller Kontrolle eine extreme Dehnposition. Da beim aktiven Dehnen die Muskulatur in die Bewegung mit eingeschlossen wird, ist dies oft angenehmer als die passiven Dehnübungen.

Viele Stretching-Übungen können aktiv oder passiv durchgeführt werden. Es besteht auch die Möglichkeit einer Mischung dieser beiden Trainingsformen. Im allgemeinen sollte man aktive Dehnungsübungen vorziehen, weil hier die größere Kontrolle der Dehnbewegung das Risiko einer Überdehnung minimiert.

Dehnungsübungen

Da der Körper in der Lage ist, so viele verschiedene Bewegungen durchzuführen, gibt es eine endlose Anzahl von Dehnungsübungen. Es sind jedoch weniger als 20, die für ein solides Dehnungsprogramm nötig sind.
Am wirksamsten ist Stretching, wenn man die Übungen in einer bestimmten Reihenfolge durchführt. So sollte man zunächst größere Muskelgruppen am Oberkörper oder in der Nähe des Oberkörpers dehnen, dann die
nächstliegenden Teile der Extremitäten und auf diese Art und Weise vom
Körper wegarbeiten. Die Dehnungsübungen der folgenden Seiten werden
in neun große Gruppen unterteilt:

● Oberschenkel und Hüfte: Übungen 1–4

● Unterschenkel: Übungen 5–7

● Beingelenke: Übung 8

● Füße: Übung 9

● Brust und Schulter: Übungen 10 und 11

● Schulter und Nacken: Übung 12

● Nacken: Übungen 13–15

● Hände und Unterarme: Übungen 16 und 17

● Rücken und Brust: Übungen 18 und 19

Als allgemeine Regel gilt: Eine Dehnungsübung aus jeder der oben aufge-
listeten Gruppen sollten Sie täglich mindestens ausführen. Ebenfalls täglich sollten Sie die Muskeln dehnen, in denen Sie ein Spannungsgefühl haben. Mit zunehmender Beweglichkeit werden Sie feststellen, daß Dehnen
immer weniger Zeit in Anspruch nimmt.

Dehnen vor dem Training: Dehnen Sie wie beschrieben, aber nicht bis zu
dem Punkt, wo Sie die Spannung spüren. Halten Sie die äußere Endposition bis zu fünf Sekunden, und entspannen Sie dann. Wiederholen Sie die
Übung, bis Sie eine angenehme Leichtigkeit in dem gedehnten Körperteil
spüren. Stretching vor dem Training oder vor anderen körperlichen Aktivitäten ist auch gut dazu geeignet, den Zustand des Muskels zu beurteilen.
Fühlen Sie sich steifer als vorher oder ist das vorher angenehme Dehnen
jetzt schmerzhaft, dann kann man buchstäblich sagen, daß Ihre Muskeln
protestieren. Achten Sie diese ‹Proteste›, und trainieren Sie mit Vor-
sicht.

Ausdehnen nach dem Training: Dehnen Sie wie beschrieben, bis Sie ein angenehmes Spannungsgefühl empfinden. Halten Sie diese äußere Endposition über sieben Sekunden bis zu einer Minute oder mehr, bis Sie ein Ziehen in dem gedehnten Muskel spüren. Entspannen Sie. Wiederholen Sie die Dehnungsübungen so oft, bis Sie ein angenehmes, lockeres Gefühl im Gelenk oder der Muskulatur spüren.

Die gedehnten Muskeln

Die Muskeln, die bei den Dehnungsübungen angesprochen werden, sind bei jeder Übung aufgeführt. (Beschreibung der Muskeln und ihrer Funktion siehe Seite 164–168.)

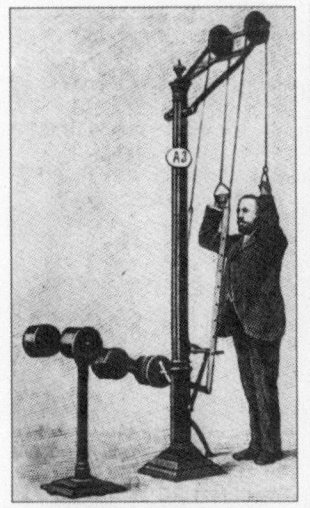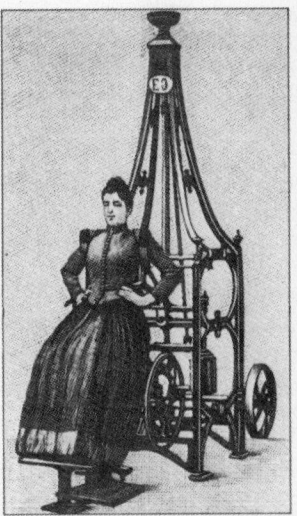

«Mechanische Apparate für Medizinische Gymnastik» um 1890

1 Oberschenkelvorderseite

Stehen Sie fest auf dem linken Bein
(A), oder knien Sie auf dem rechten
Knie (B). Mit der linken Hand sollten
Sie sich stabilisieren. Beugen Sie Ihre
rechte Hüfte und das Knie, fassen Sie
Ihren rechten Knöchel mit der rechten
Hand. Spannen Sie die Muskeln der
linken Poseite, um das Becken zu stabilisieren, und versuchen Sie den Rücken
ganz gestreckt zu halten. Halten Sie
diese Position während der gesamten
Übung, ohne jede Beugung im Rük-
ken. Bewegen Sie Ihr rechtes Knie so
weit wie möglich zurück, ohne daß sich
Ihr Becken (Hüfte) oder das untere
Ende Ihrer Wirbelsäule bewegt. Jetzt
ziehen Sie die rechte Ferse an Ihren Po.
Spannen Sie jetzt die Muskeln der Vorderseite Ihres rechten Oberschenkels
gegen diese Dehnung an. Entspannen
Sie, und ziehen Sie die Ferse noch höher. Führen Sie die Dehnung in diesem
Sinne weiter. Halten Sie die jetzige Position kurz. Sie sollten diese Dehnung
nur auf der Vorderseite des rechten
Oberschenkels spüren. Wechseln Sie
die Beine und wiederholen Sie.

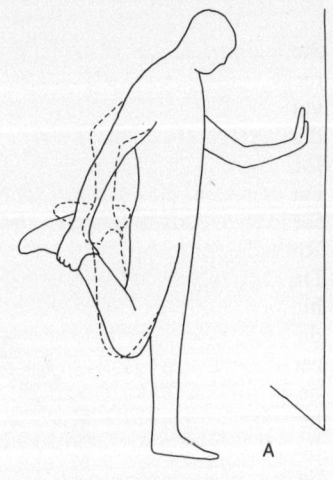

A

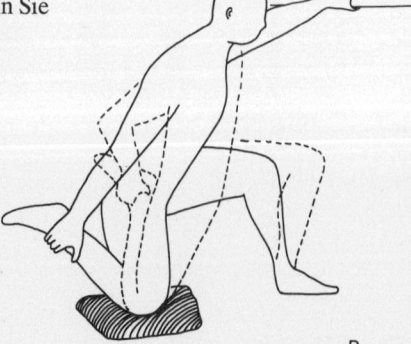

B

Gedehnte Muskulatur:
   Quadriceps

2 Oberschenkelrückseite des vorderen Beins (Hüftstrecker) und Oberschenkelvorderseite des hinteren Beines (Hüftbeuger)

Stellen Sie sich in Schrittposition, mit dem rechten Fuß nach vorn. Der Fuß sollte nach vorn zeigen (A); die Übung kann auch auf dem linken Knie durchgeführt werden (B). Ihre Stabilität wird durch Ihre Hand auf einem Tisch oder Stuhl garantiert. Bewegen Sie das rechte Bein so weit nach vorn, daß die Rückseite des Oberschenkels gedehnt wird. Das dehnt gleichzeitig die Vorderseite des hinten stehenden, linken Beins. Halten Sie das Becken und den Körper während der ganzen Übung nach vorn gerichtet. Halten Sie den Rücken gerade, ohne jede Beugung. Ziehen Sie die Beine aufeinander zu (ohne mit den Füßen auf dem Boden zu gleiten), stehen Sie so unter Spannung (für wenige Sekunden). Entspannen Sie, und lassen Sie die Füße noch weiter auseinander gleiten, den rechten vorwärts, den linken nach hinten. Wenn Sie die Rückseite des linken Beines dehnen, sollten Sie feststellen, daß die Muskulatur der linken Poseite angespannt ist (das schützt den Rücken). Sie sollten nur auf der Rückseite des rechten Oberschenkels und auf der Vorderseite des linken Oberschenkels ein Dehngefühl haben. Führen Sie alternierendes Anspannen und Entspannen der Beine durch, mit einer jeweiligen Vergrößerung des Abstandes zwischen den Beinen. Halten Sie kurz die Endposition. Wechseln Sie die Beine, und wiederholen Sie die Übung.

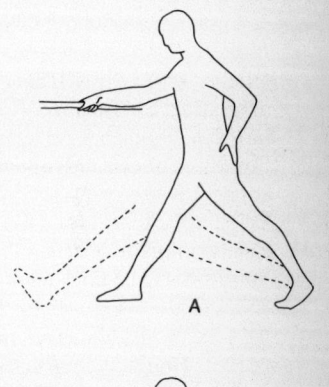

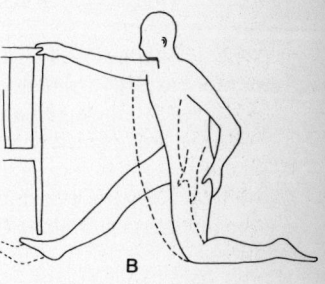

Messen Sie die Entfernung zwischen Ihrem Schritt und dem Fußboden. Je kleiner er wird, desto beweglicher werden Sie. Ballettänzer und gymnastisch Trainierte können einen Spagat machen, während normale, gesunde Personen in der Lage sein sollten, bis auf 40 cm hinunterzukommen.

Gedehnte Muskulatur:
Biceps (Bein)
Adductoren
Iliopsoas

3 Oberschenkelinnenseiten

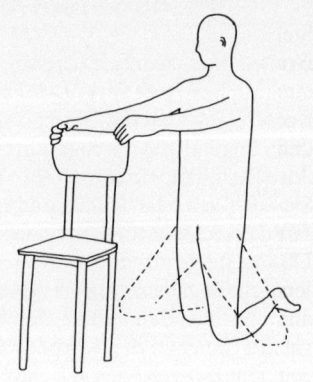

Die Füße sollten gerade nach vorn zeigen und so weit auseinander stehen, daß Sie gerade ein Dehnungsgefühl an den inneren Seiten der Oberschenkel spüren. Wenn es Ihnen bequemer erscheint, knien Sie sich hin. Eine Hand unterstützt die Balance. Pressen Sie jetzt die Oberschenkel aufeinander zu. Ihre Füße oder Knie sollten dabei nicht auf dem Boden rutschen (halten Sie Beine gerade, während Sie stehen). Entspannen Sie jetzt, und lassen Sie Ihre Füße/Knie noch ein wenig weiter voneinander wegrutschen. Spannen Sie die Gesäßmuskulatur an, das vermeidet eine Beugung im Rücken, wodurch die Wirbelsäule geschützt wird. Wechseln Sie Spannung und Entspannung der Oberschenkel ab, indem Sie immer wieder die Beine aufeinanderzuziehen, während Sie in einen immer breiteren Stand gehen. Halten Sie die letzte Position. Sie sollten die Spannung nur auf den inneren Seiten Ihrer Oberschenkel spüren.

Um alle Muskeln auf der inneren Seite der Oberschenkel zu dehnen, sollten Sie die Übung mit einer merkbaren Beugung im Hüftgelenk durchführen, wie es im Bild gezeigt wird. Beide Versionen, mit gebeugten und mit geraden Hüften, können im Knie und auch im Stehen gemacht werden.

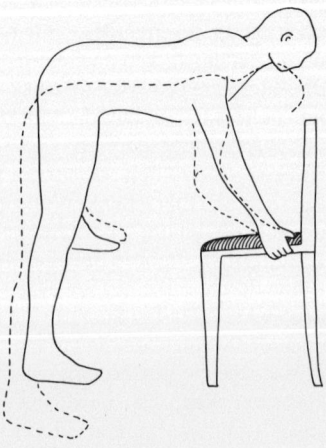

Gedehnte Muskulatur:
    Adductoren

4 Außenseiten von Hüfte und Oberschenkel

Stehen Sie gerade, so daß Becken und Brust nach vorn zeigen. Suchen Sie eine gute Unterstützung für Ihre Hand. Kreuzen Sie jetzt Ihre Beine so weit, daß Sie ein Dehnungsgefühl auf der Außenseite Ihrer Hüfte haben. Halten Sie Ihre Beine und Füße gerade. Lassen Sie sie während der gesamten Übung nach vorn zeigen. Drücken Sie jetzt die Außenseite der Füße aufeinander zu, ohne daß sie über den Boden rutschen. Entspannen Sie. Überkreuzen Sie Ihre Beine mehr (vergrößern Sie den Abstand zwischen Ihren Füßen), pressen Sie die Füße wieder aufeinander zu, usw. Halten Sie Oberschenkel eng aneinander gepreßt, um den Rücken vor einer Beugung zu schützen. Sie sollten die Dehnung nur an den Außenseiten der Hüften oder Oberschenkel spüren. Wiederholen Sie die Übung mit dem anderen Bein.

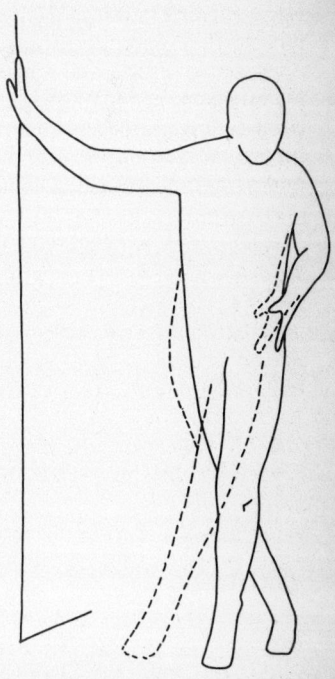

Gedehnte Muskulatur:
   Adductoren

5 **Waden**

Stellen Sie sich mit dem Gesicht zur Wand und lehnen sich mit ausgestreckten Händen dagegen. Halten Sie Ihren Brustkorb und Ihr Bek-
ken während der gesamten Übung aufrecht. Stellen Sie Ihr rechtes
Bein so weit nach hinten, daß die Ferse angehoben ist und Sie nicht in
der Lage sind, sie nach unten durchzustrecken, ohne das Körpergewicht und die Armkraft zu gebrauchen. Widersetzen Sie sich der Dehnung mit der Wadenmuskulatur. Entspannen Sie, und drücken Sie die
Ferse auf die Unterlage. Halten Sie diese Position, bis Sie das Dehnungsgefühl spüren. Entspannen Sie. Bewegen Sie Ihren rechten Fuß
noch weiter zurück, und wiederholen Sie die Übung. Sie sollten die
Dehnung nur in der Wade spüren. Wenn Sie die Dehnung auf der Vorderseite Ihres Knöchels spüren, hat das Gelenk die Bewegung ge-
bremst. Versuchen Sie nicht mehr zu dehnen. Wechseln Sie das Bein,
und wiederholen Sie die Übung.

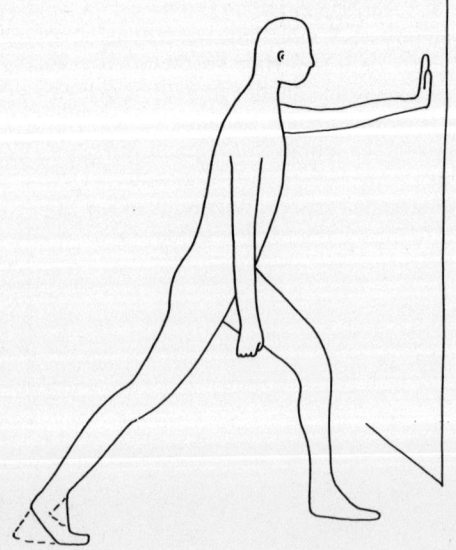

Gedehnte Muskulatur:
    Gastrocnemius
    Soleus
    Tibialis posterior
    Peronaeus longus und brevis

6 Tiefe Wadenmuskulatur

Stelllen Sie Ihr rechtes Bein so weit zurück, daß Sie eine Dehnung spüren, während die Ferse immer noch Kontakt mit dem Boden hat. Beugen Sie das rechte Knie, und drücken Sie es nach vorn und unten in Richtung Boden, ohne die Ferse anzuheben. Leisten Sie Widerstand mit den Wadenmuskeln. Entspannen Sie. Pressen Sie das Knie weiter nach vorn und unten. Wenn notwendig, stellen Sie den Fuß noch etwas weiter zurück, und wiederholen Sie die Übung. Sie sollten die Dehnung nur in Ihrer Wade empfinden. Wenn Sie ein Dehnungsgefühl auf der Vorderseite Ihres Knöchels haben, kann das Fußgelenk keine Vorwärtsbeugung mehr tolerieren. Versuchen Sie nicht weiter zu dehnen. Wechseln Sie die Beine, und wiederholen Sie die Übung.

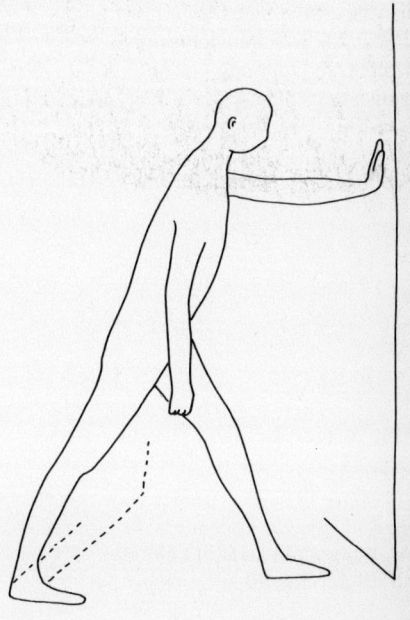

Gedehnte Muskulatur:
   Soleus
   Tibialis posterior
   Peronaeus longus und brevis

7 Fuß und Schienbein

Stehen Sie aufrecht auf dem linken Bein
und stabilisieren Sie Ihre Position mit der
linken Hand an einer Stütze. Beugen
Sie die rechte Hüfte und das rechte
Knie, und ergreifen Sie mit der rechten Hand Ihren Vorfuß und Ihre Zehen. Die Hand beugt die Zehen der
Sohle des Fußes entgegen und zieht
den Fuß gleichzeitig nach oben in
Richtung der Gesäßmuskulatur. Beugen Sie den Fuß nicht nach innen. Arbeiten Sie der Dehnung entgegen,
und entspannen Sie. Dehnen Sie noch
weiter in die gleiche Richtung. Sie
sollten diese Dehnung nur im Fuß
und im Schienbein spüren. Wechseln
Sie das Bein, und wiederholen Sie die
Übung.

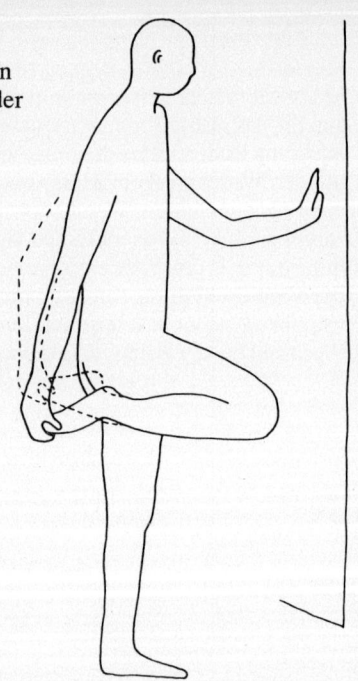

Die Übung kann auch in kniender
Position durchgeführt werden.

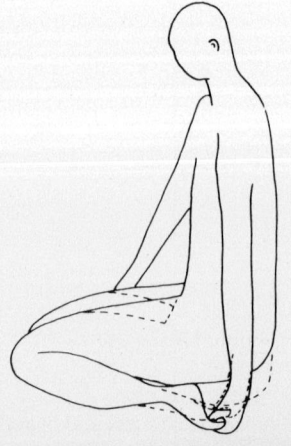

Gedehnte Muskulatur:
    Zehenstrecker
    Tibialis posterior

8 Knöchel, Knie und Hüftgelenk

Sie stehen auf dem ganzen Fuß, die Füße zusammen und durch die
Hände an einem Widerstand stabilisiert. Gehen Sie jetzt, so weit Sie
können, in die Kniebeuge, ohne daß die Fersen vom Boden abheben.
Halten Sie kurz an, bevor Sie die tiefste Position erreichen. Entspannen Sie. Dann beugen Sie noch tiefer. Halten Sie während der gesamten Übung den Rücken gerade. Wiederholen Sie die Übung mit immer
weiter auseinander gestellten Beinen.

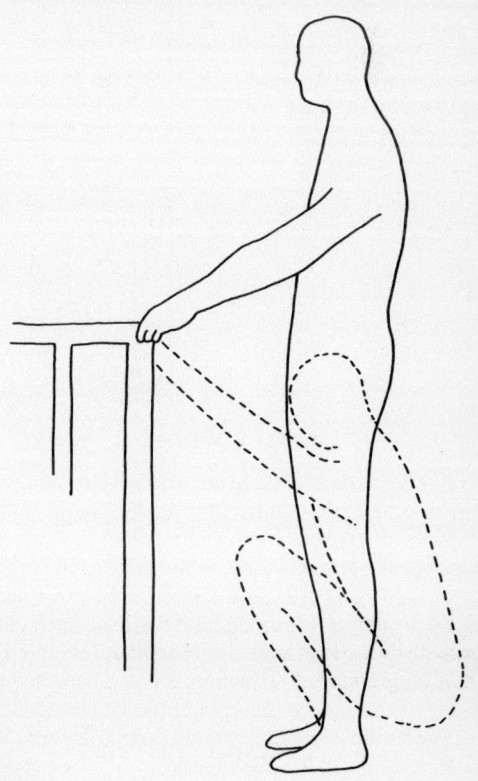

Gedehnte Muskulatur:
   Glutaeus maximus
   Adductor magnus
   Quadriceps

9 Zehenbeuger

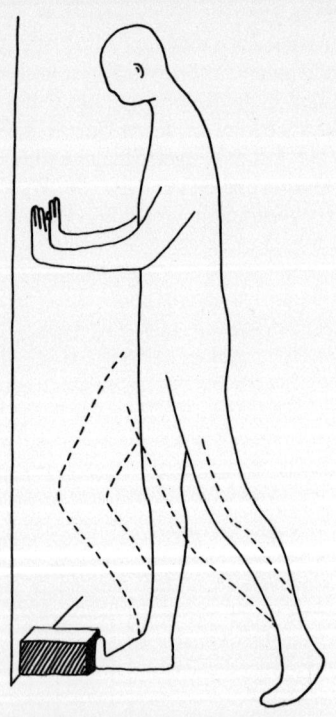

Stellen Sie sich mit dem Gesicht zur Wand, und stabilisieren Sie Ihren
Stand mit einer oder beiden Händen an der Wand. Halten Sie die
Füße, das Becken und die Brust während der gesamten Übung der
Wand zugekehrt. Stellen Sie das rechte Bein nach vorn, und biegen Sie
die Zehen gegen einen Block nach oben. Lassen Sie den Rest des Fußes flach am Boden. Pressen Sie jetzt das Knie nach vorn und unten,
und lassen Sie die Fersen auch hierbei fest am Boden. Leisten Sie mit
den Zehen Widerstand. Entspannen Sie und beugen das Knie noch
weiter nach vorn. Um den Dehnungseffekt zu vergrößern, können Sie
auch den linken Fuß ein wenig weiter zurücknehmen. Wechseln Sie das
Bein, und wiederholen Sie die Übung.

Gedehnte Muskulatur:
   Zehenbeuger

10 Brust

Ergreifen Sie eine Stange, ein Springseil oder
etwas anderes mit beiden Händen und geraden Armen. Je steifer Sie sind, desto weiter
sollten Sie greifen. Beginnen Sie vor dem
Körper und bewegen Sie den Stab langsam
und parallel zum Boden nach oben über den
Kopf und dann hinter den Rücken nach unten, ohne den Griff zu ändern oder die Arme
zu beugen. Sie sollten die Dehnung größtenteils im vorderen Brustkorb und in der
Schulter spüren. Kontrahieren Sie
die Muskeln des Brustkorbes, bei
denen Sie das Gefühl haben, Sie
würden am meisten gestreckt. Entspannen Sie dann, bevor Sie weitergehen. Halten Sie kurz die maximale
Dehnposition. Um die Beweglichkeit zu verbessern, müssen Sie die
Hände nach und nach näher zu-
sammennehmen. Markieren Sie
sich auf dem Stab, wo Ihre Hände
beim letzten Mal gefaßt haben,
oder messen Sie die Abstände
zwischen den Händen bei
den verschiedenen Wiederholungen. Die Übung kann
auch in sitzender Position
mit nach vorn gebeugtem
Oberkörper durchgeführt
werden. Dies beugt einem
Abknicken im unteren
Bereich des Rückens
vor.

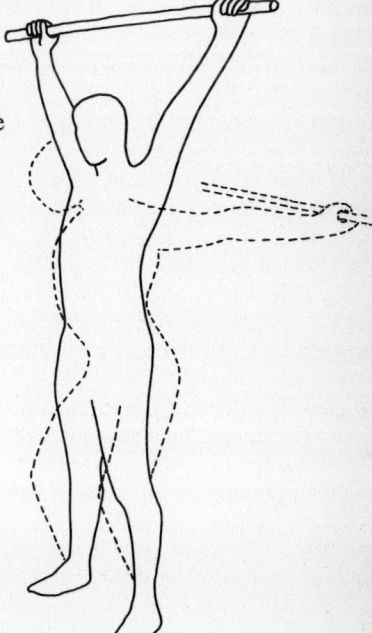

Gedehnte Muskulatur:
   Pectoralis
   Coracobrachialis
   Biceps

■ Schulter

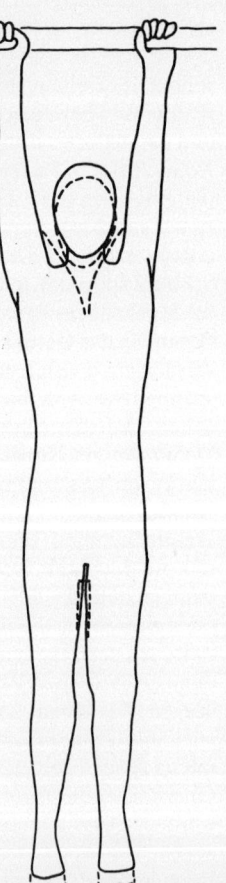

Einfaches Hängen an den Armen ist eine der
besten Übungen, um die Muskeln um die Schulter, an den Armen und am Oberkörper zu dehnen.
Hängen Sie sich an eine Reckstange im Rist- oder
Kammgriff, die Hände ungefähr schulterbreit
auseinander. Sie können sich auch an eine kräf-
tige Tür hängen. Der Körper sollte locker hängen. Wenn sich Ihre Arme überlastet anfühlen,
sollten Sie mit den Beinen entlasten. Ziehen Sie
den Körper leicht nach oben, ohne die Ellbogen
zu beugen. Dann lassen Sie sich gleichmäßig wieder nach unten sinken. Wiederholen Sie diese
Übung. Sie kann auch mit etwas weiter geöffne-
ten Armen durchgeführt werden. Die Hände
können auch näher zueinander geführt oder
sogar über Kreuz gehalten werden. Ein großer
Vorteil dieser Übung liegt darin, daß der Rücken
in der gesamten Länge gedehnt wird. Aber seien
Sie sehr sehr vorsichtig, und beenden Sie jede
Dehnungsübung, wenn sie Ihnen Schmerzen im
Rücken bereitet.

Gedehnte Muskulatur:
    Latissimus
    Teres major
    Pectoralis
    Subclavius

12 Nacken und Schultern

Setzen Sie sich auf einen festen Stuhl
oder Sessel ohne Armlehnen. Neigen
Sie Ihren Kopf so weit wie möglich auf
die linke Seite, ohne die Schulter zu
bewegen. Benutzen Sie die linke Hand,
um den Kopf in dieser Position zu halten. Die Handfläche sollte dabei auf
dem Kopf, die Finger auf dem rechten
Ohr liegen. Die rechte Hand greift unter den Sessel/Stuhl. Während Sie den
ganzen Körper jetzt nach links neigen,
halten Sie während der gesamten
Übung die relativ zum Körper einge-
nommene Kopfposition. Sie sollten ein
gutes Dehnungsgefühl auf der rechten
Seite des Nackens und in der rechten
Schulter spüren. Halten Sie einen Augenblick die Dehnungsposition und
neigen dann etwas mehr nach links.
Während der gesamten Übung sollten
Sie das Kinn auf der Brust halten. Versuchen Sie nicht, Ihren Kopf noch weiter nach links zu ziehen. Das dehnt,
aber es besteht auch die Gefahr, die
Nackenmuskulatur zu überlasten. Ändern Sie die Hand- und Kopfposition,
und wiederholen Sie die Übung zur
rechten Seite.

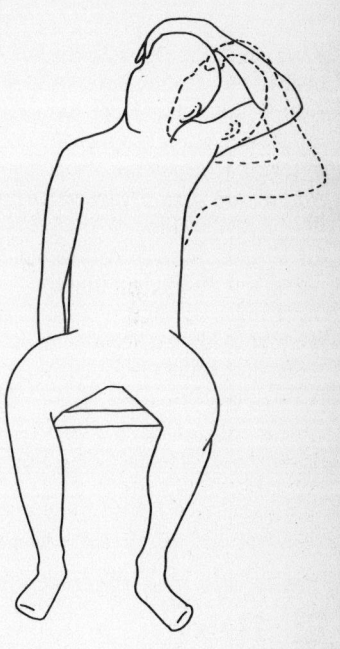

Diese Übung können Sie auch mit nach
vorn gebeugtem Kopf oder Nacken
durchführen.

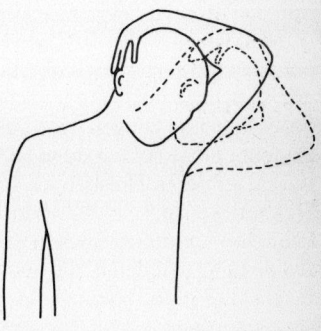

Gedehnte Muskulatur:
    Aufsteigender Teil des Trapezius
    Levator scapulae
    Scalenus anterior, medius und posterior

13 Nacken

Neigen Sie den Kopf nach vorn, das
Kinn gegen die Brust, und schauen Sie
nach unten. Halten Sie eine oder beide
Hände hinter dem Kopf. Vorsichtig sollten Sie den Hinterkopf gegen die Hände
drücken. Entspannen Sie. Beugen Sie
weiter nach vorn. Drücken Sie nun wieder gegen die Hände. Wiederholen Sie
die Übung. Sie sollten diese Dehnungsübung nur im Nacken spüren.

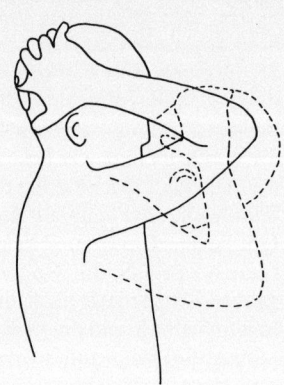

Gedehnte Muskulatur:
    Erector spinae
    Interspinales

15 Hals

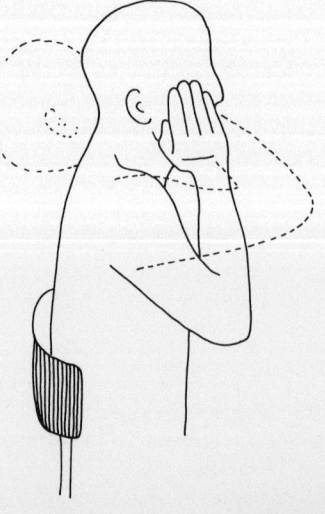

Sie stehen oder sitzen und neigen den
Kopf zurück, das Kinn vorgeschoben
und den Mund geschlossen. Legen Sie
das Kinn in eine oder in beide Hände.
Schauen Sie nach vorn und drücken Sie
das Kinn gegen die Hände. Schauen Sie
nach oben und beugen nach hinten, um
zu dehnen. Sie sollten diese Dehnung
nur im vorderen Halsbereich spüren.
Dehnen Sie langsam und vorsichtig.
Schnelles, extremes Rucken nach hinten kann Schwindelanfälle und Ohn-
macht zur Folge haben.

Gedehnte Muskulatur:
    Longus colli und capitis

15 Kopfdrehmuskulatur

Sie sitzen oder stehen mit dem Rücken und dem Nacken aufrecht, das
Kinn zurückgenommen. Schauen Sie nach rechts, und drehen Sie dann
den Kopf so weit wie möglich nach rechts. Legen Sie die linke Wange
in die linke Hand. Das ist die Ausgangsposition. Schauen Sie zur linken Seite, und drücken Sie die Wange gegen die Hand. Entspannen
Sie. Dann schauen Sie wieder nach rechts und drehen den Kopf etwas
weiter. Wiederholen Sie die Übung. Sie sollten die Dehnung nur in den
Muskeln auf der linken Halsseite spüren. Wiederholen Sie die Übung
zur anderen Seite.

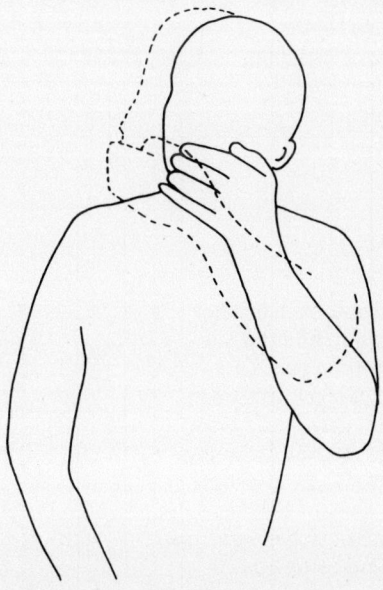

Gedehnte Muskulatur:
   Sternocleidomastoideus
   Multifidus
   Rotatoren

16 Hand- und Fingerbeuger

Sie stehen so, daß die Unterarme von Ihnen weg und die Finger auf Ihren Körper zeigen. Die
Handflächen und die Finger sollten flach auf dem Tisch liegen.
Die Arme sollten gestreckt sein.
Neigen Sie den Körper nach hinten, so daß Sie die Dehnung im
Unterarm spüren. Leisten Sie
mit Händen und Fingern Widerstand. Entspannen Sie, und neigen Sie den Körper noch weiter
zurück. Wiederholen Sie die
Übung. Sie sollten die Dehnung
im Unterarm und um den Ellbogen herum spüren.

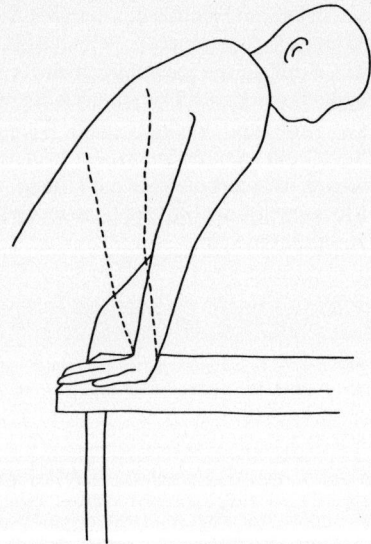

Diese Übung kann man auch in einer
stehenden Position durchführen, die
Finger gerade nach oben oder unten
zeigend. Zeigen die Finger nach oben,
wie abgebildet, bewegen Sie die Hand
langsam nach unten, um die Dehnungswirkung zu steigern. Wenn die Finger
nach unten zeigen, müssen Sie die
Hände langsam nach oben bewegen, um
die Dehnungswirkung zu steigern.

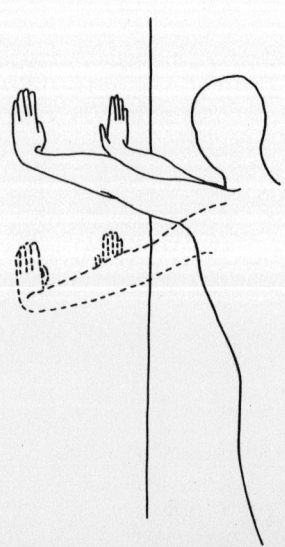

Gedehnte Muskulatur:
    Handgelenk- und Fingerbeuger

17 Handgelenk- und Fingerstrecker

Sie stehen und halten den rechten Arm gestreckt vor
Ihren Körper, leicht nach unten abgewinkelt. Die
Handfläche sollte nach unten zeigen. Machen Sie
eine Faust. Rotieren Sie jetzt den Unterarm gegen
den Uhrzeigersinn, bis die Finger der geballten
Faust fast nach oben zeigen. Kreuzen Sie jetzt mit
dem linken Arm den rechten, und ergreifen Sie die
rechte Faust mit der linken Hand. Halten Sie den
linken Arm gerade, und benutzen Sie die Hand und
den Arm, um das rechte Handgelenk nach hinten zu
beugen. Halten Sie diese Position, und arbeiten Sie
mit der rechten Handgelenkmuskulatur dagegen.
Entspannen Sie, dehnen Sie weiter. Sie sollten diese
Dehnung nur im Unterarm und um den Ellbogen
spüren. Wechseln Sie die Arme, und wiederholen
Sie die Übung.

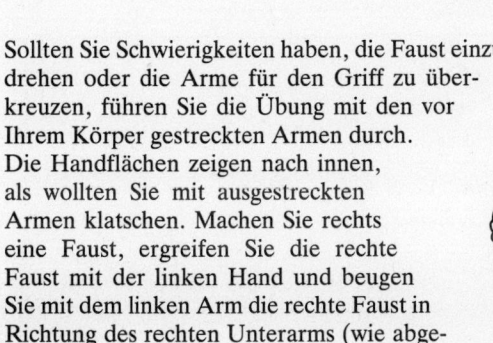

Sollten Sie Schwierigkeiten haben, die Faust einzu-
drehen oder die Arme für den Griff zu über-
kreuzen, führen Sie die Übung mit den vor
Ihrem Körper gestreckten Armen durch.
Die Handflächen zeigen nach innen,
als wollten Sie mit ausgestreckten
Armen klatschen. Machen Sie rechts
eine Faust, ergreifen Sie die rechte
Faust mit der linken Hand und beugen
Sie mit dem linken Arm die rechte Faust in
Richtung des rechten Unterarms (wie abge-
bildet).

Gedehnte Muskulatur:
  Handgelenk- und Fingerstrecker

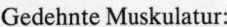

18 Oberer Rücken (nach vorn gebeugt)

Legen Sie sich bäuchlings auf eine gepolsterte Bank oder auf zwei mit
Kissen gepolsterte Stühle. Der vordere Teil des Brustkorbes liegt über
der bequem gepolsterten Kante. Für einen optimalen Dehneffekt verschränken Sie die Hände im Nacken. Sollte Ihnen diese Position
schwerfallen, können Sie das Körpergewicht teilweise mit den Händen, wie hier gezeigt, auf dem Fußboden abstützen. Das ist die Ausgangsposition. Lassen Sie sich langsam nach unten sinken, indem Sie
den oberen Teil des Oberkörpers langsam auf den Fußboden hinunter
lassen. Leisten Sie Widerstand mit den Muskeln des oberen Rückens.
Entspannen, weiterdehnen. Wiederholen Sie die Übung.
Merke: Diese Übung ist nicht für Personen mit Rückenproblemen zu
empfehlen.

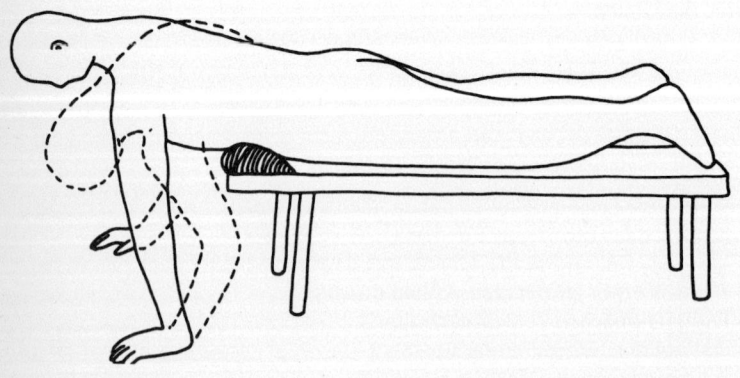

Gedehnte Muskulatur:
   Erector spinae

19 Brust – Vorderseite und Schultern

Sie liegen auf dem Rücken, im oberen Bereich mit einem Polster oder Kissen unterlegt. Ziehen Sie die Knie zum Bauch hoch, so daß der untere Teil des Rückens gegen den Boden gedrückt wird. Strecken Sie die Arme gerade über den Kopf. Indem Sie Nacken und Kopf in einer Linie mit dem Körper halten, sollten Sie langsam nach hinten und unten strecken und das Kinn dabei auf der Brust belassen. Entspannen Sie, dann dehnen Sie weiter nach unten. Wiederholen Sie die Übung. Halten Sie die Endposition kurz. Je kürzer Ihre Brustmuskulatur ist, desto länger sollten Sie die tiefe Position halten. Sollten Sie Schmerzen in irgendeinem Punkt der Bewegung spüren, unterbrechen Sie die Übung. Mit einem größeren Kissen oder Polster und weniger Beugung in der Ausgangsposition dehnen Sie insgesamt weniger. Diese Dehnungsübung lockert auch den Brustkorb und den oberen Teil des Rückens, welche einer schlechten Haltung und hängenden Schultern entgegenwirken.

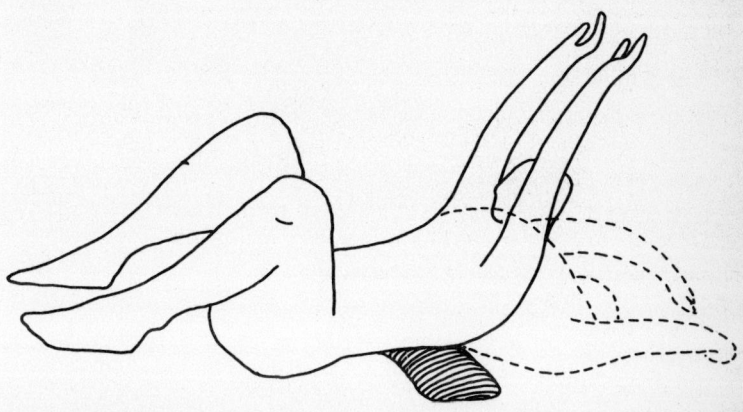

Gedehnte Muskulatur:
   Pectoralis
   Intercostales
   Latissimus
   Teres major
   Rectus abdominis

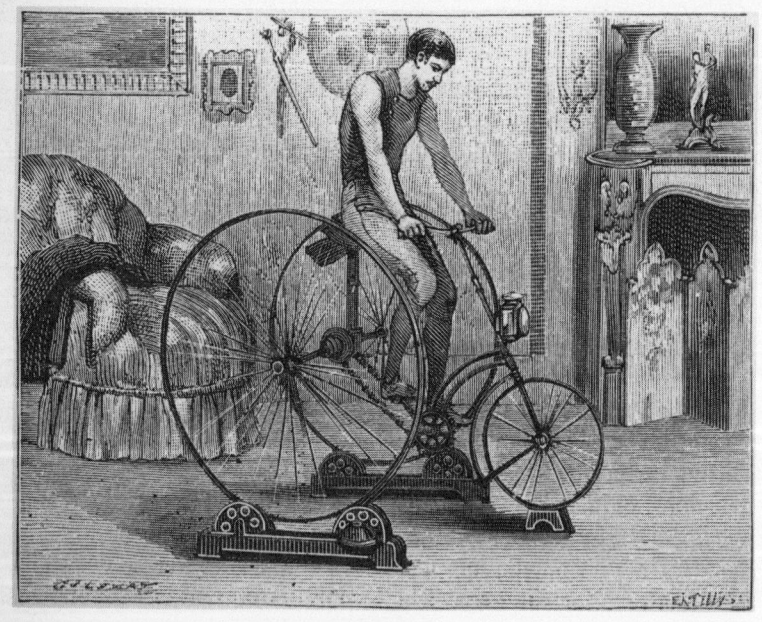

«Heimtrainingsgerät» aus dem 19. Jahrhundert

Kapitel 4:
Fitness testen

Fitnesstests sind immer freiwillig, Sie können genauso vom Training profitieren, wenn Sie nie einen Test machen. Ihre aktuelle körperliche Leistungsfähigkeit ist wichtiger als jede Zahl, die damit verbunden ist.

Ihr Fortschritt während des Sequenztrainings ist ein ausgezeichneter Indikator dafür, wie sehr Sie Ihre Fitness verbessern oder halten. Wenn Sie regelmäßig ein Trainingsbuch führen, haben Sie jederzeit Ihre relative Leistungsfähigkeit überprüfbar an der Hand, da das Sequenztraining für alle Komponenten der Fitness Kontrollen vorgesehen hat. So gibt die Anzahl der Trainingsrunden pro Einheit an, wie es um Ihre muskuläre Ausdauer und Beweglichkeit bestellt ist. Die Zeit, die Sie für eine Sequenztrainingseinheit benötigen, zeigt eine Kombination dieser Fitnessanteile plus Ihre Herz-Kreislauf-Fitness an. Sollte einer dieser Anteile sich ändern, würde sich Ihre benötigte Trainingszeit auch ändern. Um zu begreifen, warum das so ist, denken Sie nur einmal daran, was passiert, wenn Sie mit einem verstauchten Knöchel trainieren würden. Alle Übungen, die Ihren Fuß beanspruchen, könnten Sie nicht wie sonst durchführen. Alle anderen Übungen Ihres Programms würden nicht belastet. Ihre Gesamtzeit jedoch würde durch die Verstauchung verlängert.

Sind Sie einmal daran interessiert, den Fortschritt, den Ihr Trainingstagebuch zeigt, zu überprüfen, gehen Sie einfach zurück auf ein früheres Niveau oder auf eine frühere Trainings-Endzeit. Sollten Sie im Augenblick auf dem C-Niveau trainieren, gehen Sie jetzt zurück auf das A-Niveau, wo Sie vor einiger Zeit angefangen haben. Es sollte Ihnen unvorstellbar leicht vorkommen, und Sie sollten sich wundern, weshalb Sie es jemals schwer fanden. Wenn Sie Ihre Trainingszeit für 5 Runden um z. B. 6 Minuten verbessert haben, reduzieren Sie das Tempo und und addieren 1 Minute und 12 Sekunden zu jeder Runde. Sie werden sich wahrscheinlich so fühlen, als würden Sie überhaupt nicht arbeiten. So ist die Leichtigkeit, mit der Sie jetzt Übungen abwickeln, bei denen Sie früher Schwierigkeiten hatten, ein guter Indikator für Ihren Fortschritt.

Trainieren Sie regelmäßig mit Sequenztraining, brauchen Sie keinen speziellen Test für Ihre Fitness. Ihr Trainingstagebuch gibt Ihnen ein dauerndes Feedback. Es gibt jedoch viele Situationen, in denen die Information, die durch Fitnesstests gegeben wird, brauchbar ist. Nehmen Sie z. B. an einem organisierten Training teil, braucht Ihr Trainer die Ergebnisse von regelmäßigen Tests, um eine Richtlinie für Ihre Trainingssteuerung zu haben. Auch für Sie ist diese Information interessant, da sie Ihnen einen Überblick über Ihren Fortschritt gibt (siehe S. 52/53).

In Fitnesstests werden die Hauptkomponenten der Fitness getestet: Herz-Kreislauf-Ausdauer, muskuläre Ausdauer, Muskelkraft und Beweglichkeit. Die Messungen hängen voneinander ab. Betreiben Sie regelmäßig Sequenztraining, können Sie nicht eine ändern, ohne Auswirkungen auf die anderen zu verursachen. Deshalb brauchen Sie eigentlich keine separaten Tests, um Ihre Fitness zu überprüfen. Sie kommen mit einem größeren Test und einigen wenigen Schätzungen zurecht.

Der bedeutungsvollste Test zur Bestimmung der allgemeinen Fitness ist das Messen der aeroben Kapazität. Sie gibt an, wieviel Sauerstoff pro Minute pro kg Körpergewicht verbraucht wird. Wenn man es richtig durchführt, kann man beim Sequenztraining davon ausgehen, daß die anderen Komponenten der Fitness direkt mit der aeroben Kapazität korrelieren. Deshalb ist dieser eine Test völlig ausreichend.

Die aerobe Kapazität kann auf sehr viele verschiedene Arten gemessen werden. Die genaueste Methode wird im Labor durchgeführt. Hier arbeitet die Testperson mit einer vorgegebenen Belastung. Sie atmet durch eine Maske, die durch eine Klappe die eingeatmete und ausgeatmete Luft trennt. Instrumente zeigen den totalen Verbrauch des Sauerstoffes an. Diese Testmethode ist jedoch nicht ohne weiteres zugänglich. Man braucht relativ aufwendige Instrumente und geschultes Personal. Ihr Einsatz ist eher bei medizinischen Diagnosen und bei Forschungen über das menschliche Leistungsvermögen gerechtfertigt als bei einer simplen Überprüfung des persönlichen Fitnesslevels.

Glücklicherweise gibt es andere Tests, die für uns eher geeignet sind. Wie alle Messungen der aeroben Kapazität teilt man sie in zwei Kategorien auf. Maximal und submaximal.

Maximaltests:
Ergometertests einschließlich Laufband- und Fahrradergometer;
● die Zeit, die man für eine bestimmte Strecke braucht (sprinten, joggen oder gehen);
● die Strecke, die man in einer festgelegten Zeit sprintet, läuft oder geht.

Submaximale Tests:
Stufentests inklusive Treppenstufentests;
● Ergometer inklusive Laufband- und Fahrradergometer.

Maximaltests sind genauer, weil sie die absoluten Grenzen der aeroben Kapazität mit berücksichtigen. Allerdings nimmt die Genauigkeit außerhalb eines Labors ab. Die Ergebnisse hängen sehr stark von der Motivation ab. Sind Sie hochmotiviert, Ihr Bestes zu geben, können Sie auch mit einem akkuraten Ergebnis rechnen. Sollten Sie sich auch nur ein wenig gehenlassen, kann das Ergebnis enttäuschend schlecht sein. Deshalb sind Maximaltests besonders dann interessant, wenn man sie über eine längere Zeit auf einer relativen Basis anwendet. Z. B. ist es kein schlechter Test, Ihren Fitness-Standard zu bestimmen, wenn Sie in Abständen von mehreren Monaten oder Jahren immer wieder auf einem festgelegten Kurs die Laufzeit nehmen. Allerdings ist es nicht allen Menschen ohne Schwierigkeiten möglich, auf ihrem maximalen Leistungsniveau zu trainieren. Sie sollten deshalb, bevor Sie einen Maximaltest durchführen, sich gründlich medizinisch untersuchen lassen.

Submaximaltests sind Tests, die auf 40 bis 50 % des maximalen Leistungsniveaus durchgeführt werden. Bei submaximalen Tests werden die Leistung, die während der Übung entwickelt wurde, und die Pulsrate der Person gemessen. Aus diesen Daten kann die aerobe Kapazität relativ genau geschätzt werden, da die Herzfrequenz direkt proportional zum verbrauchten Sauerstoff ist. Submaximale Tests können fast so genau ausfallen wie gut durchgeführte Maximaltests, und jeder, der fit genug ist, um auf einem Sequenztrainingsniveau von 50 % seines maximalen Leistungsvermögens zu trainieren, kann sie durchführen. Deshalb sind submaximale Tests besser für die Überprüfung der Fitness geeignet. Auch die submaximalen Tests, die heute weit verbreitet sind, kann man in zwei große Gruppen einteilen; Stufentests, die man auch selbst durchführen kann, und Ergometertests, die normalerweise unter Aufsicht eines ausgebildeten Testers durchgeführt werden.

Stufentests: Alle Stufentests sind entstanden aus dem «Harvard-Step-Test», einem Stufentest, der von der Harvard-Universität während des

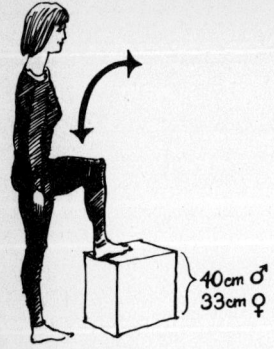

40cm ♂
33cm ♀

Zweiten Weltkrieges erarbeitet wurde, um Menschen nach ihrer individuellen Fitness zu selektieren. Im Harvardtest steigen die Probanden mit einer vorgegebenen Geschwindigkeit auf eine Bank auf und ab. Die Leistung von 30 Stufen pro Minute und einer Bankhöhe von 50 cm wurde so gewählt, daß ungefähr ein Drittel der Probanden diesen Test 5 Minuten lang durchführen konnten. Die Pulsfrequenz wurde dann eine Minute nach Beendigung der Übung dem sitzenden Probanden abgenommen. Je länger die Übungszeit und je schneller der Puls sank, desto höher war die Wertung.

In den frühen 50er Jahren haben schwedische Physiologen den Stufentest verändert und seine Ergebnisse direkt im Sauerstoffverbrauch ausdrückt. Mit einem Metronom, das auf 90 Schläge pro Minute eingestellt ist, üben die Probanden in einen 4-Schritt-Rhythmus (links hoch, rechts hoch, links runter, rechts runter). Zusammen mit dem Alter des Probanden, seinem Gewicht, seinem Geschlecht und der gemessenen Pulsrate wurde anhand von Tabellen die aerobe Kapazität geschätzt.

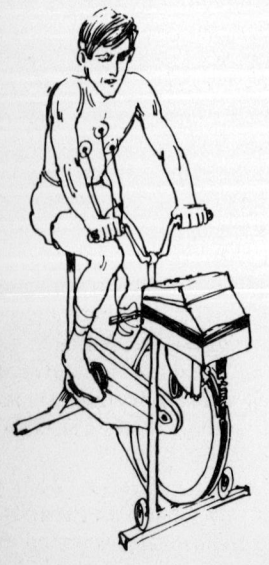

Der große Vorteil des Stufentests ist, daß er einfach ist und leicht selbst überall durchgeführt werden kann. Der Nachteil liegt darin, daß er einige spezielle Ausrüstungsgegenstände und besondere Meßerfahrungen voraussetzt. Da das Ergebnis so durch einige Fehlerquellen beeinflußt werden kann, ist er als Selbsttest nur als ungefähre Schätzung anzusehen.

Submaximale Ergometertests bedeuten Training auf einem konstanten Niveau, bis der Puls stabil auf einer submaximalen Frequenz liegt. Der Sauerstoffverbrauch wird dann an Hand der Arbeitsbelastung und der Pulsrate, zusammen mit den Probanden-Daten wie Geschlecht, Gewicht und Alter, geschätzt. Standfahrräder und Laufbänder sind die gebräuchlichsten Typen, die zur

Zeit zur Ergometrie benutzt werden. In einigen Sportarten werden spe-
ziellere Geräte, wie Ruder- oder Paddelergometer, benutzt. Aber das
Fahrrad wie auch die Laufbänder haben ihre Nachteile. Z. B. ist Fahr-
radfahren leicht durchzuführen, beansprucht aber in enormem Maß die
Quadriceps-Muskulatur. So kann es passieren, daß Erwachsene mit wenig oder keiner Erfahrung auf dem Fahrrad eher schwächer abschneiden,
während geübte Fahrradfahrer ein fälschlicherweise hohes Testergebnis erzielen könnten. Ebenso können trainierte Läufer leicht falsch inter-
pretierbare, hohe Ergebnisse auf dem Laufband erzielen. Bei Vergleichen von Laufband- und Fahrrad-Ergometertests konnte bei untrainierten wie trainierten Testpersonen kein signifikanter Unterschied
festgestellt werden. Deshalb nimmt man an, daß die Tests gleichwertig
sind.

Testrichtlinien

Sie sollten, um einen erfolgreichen Testablauf zu gewährleisten, folgende
allgemeine Richtlinien befolgen.

- *Beginnen Sie die Tests ausgeruht:* Trainieren Sie am selben Tag nach
  und nicht vor dem Test. Sie sollten die Nacht vor dem Test gut geschlafen haben, nicht krank sein oder auch nur an einem Schnupfen leiden.
  Auch Tests nach Zeitverschiebungen nach langen Flugreisen oder bei
  einem ‹Kater› nach Alkoholgenuß sollten Sie vermeiden.
- *Nicht essen:* Warten Sie selbst nach einer leichten Mahlzeit mindestens
  eine Stunde und mindestens zwei Stunden oder mehr nach einem aus-
  giebigen Essen, bevor Sie sich dem Test unterziehen. Sie können jedoch bis zu 15 Minuten vor dem Test ein Getränk zu sich nehmen, jedoch keine alkoholhaltigen Getränke, da Alkohol die Herzfrequenz
  beeinflussen kann und dadurch die Testgenauigkeit reduziert.
- *Rauchen Sie nicht:* Mindestens einen ganzen Tag oder länger vor dem
  Test. Die Inhaltsstoffe des Rauches verlangsamen die Lungenfunktion
  und führen zu einem reduzierten Testergebnis.
- *Seien Sie entspannt:* Erfahrenes Testpersonal weiß, daß Nervosität eine
  der häufigsten Ursachen für Testfehler ist. Sie beschleunigt den Puls.
  Also entspannen Sie sich. Ergometrie ist nicht schmerzhaft oder
  schwierig. Sollten Sie Angst haben, daß Ihre Testergebnisse bekannt
  werden, bitten Sie einfach den Untersucher, diese geheimzuhalten. Nur
  Sie beide brauchen die Ergebnisse zu kennen.
- *Testpraxis:* Befolgen Sie die Anweisungen des Untersuchers. Er weiß,
  wie Sie das Fahrrad oder das Laufband auf Ihre Bedürfnisse hin einstel-
  len können. Üben Sie, wie es Ihnen gezeigt wird. Normalerweise

werden Sie für ungefähr 6 Minuten die Übung durchführen und Ihre
Pulsrate auf ungefähr 50 % Ihres Leistungsniveaus einpegeln. Das ist
alles.

Wie oft sollten Sie testen? Wir empfehlen einen Anfangstest, bevor Sie
Ihr Übungsprogramm in Angriff nehmen, einen zweiten Test nach ungefähr 6 oder 8 Wochen, in denen Sie 2 bis 3 Trainingssitzungen pro Woche
durchgeführt haben, und einen 3. Test nach den ersten vier Monaten. Danach kann das Testen in längeren Abständen erfolgen. Halbjährliches
oder jährliches Testen ist für regelmäßig Trainierende normal. Testen Sie
sich häufiger, wenn Sie wollen, aber übertreiben Sie nicht. Es gibt keinen
Grund, sich zu einem Versuchskaninchen zu entwickeln.

Wenn Sie einmal mit Sequenztraining begonnen haben, werden Sie feststellen, daß Ihre Kraft und Dehnbarkeit in den verschiedenen Sequenztrainingsübungen stark mit den periodischen Tests der aeroben Kapazität
korrelieren. Wenn sich Ihre aerobe Kapazität verbessert, werden Sie auch
feststellen, daß Sie in der Lage sind, Sequenztraining auf höherem Wider-
standsniveau durchzuführen. Sie werden feststellen, daß Ihre benötigte
Zeit für fünf Runden abnimmt. Auf der anderen Seite werden Sie, nachdem Sie eine Weile mit dem Training aufgehört haben, feststellen, daß alle
Komponenten Ihrer Fitness darunter leiden, inklusive Ihrer aeroben Kapazität. Sie werden feststellen, daß Sie während des Trainings Gewicht
verlieren und daß Training leicht erscheint, wenn Sie weniger wiegen. Das
hängt damit zusammen, daß die Fähigkeit Ihres Körpers, Sauerstoff zu
verarbeiten, eng mit dem Körpergewicht korreliert ist. Selbst wenn Ihre
Herz-Kreislauf-Kapazität unverändert bleibt, wird Ihre aerobe Kapazität
mit abnehmendem Gewicht wachsen. Z. B. wenn Sie 70 kg wiegen und
2 kg verlieren, während Sie Ihre körperliche Leistungsfähigkeit gleich halten, wird sich Ihre aerobe Kapazität um ca. 3 % verbessern.

Sollte einer Ihrer Gründe zu trainieren sein, überflüssiges Fett zu verlieren, schauen Sie sich die entsprechenden Testmöglichkeiten auf Seite
21/22 an.

Anhang

Die Muskulatur des Menschen

Die Muskelbezeichnungen (deutsche und lateinische Begriffe), die Beschreibung ihrer Lage im Körper und ihre Funktion sind vereinfacht dargestellt. Für exakte anatomisch-medizinische Beschreibung und für Details, die hier nicht aufgeführt sind, empfehlen wir ein Anatomie-Lehrbuch.

(T = unsichtbare, tiefer liegende Muskeln)

1 T Äußerer Hüftlochmuskel (m. obturatorius externus)	20 T Halbdornmuskel (m. semispinalis)
2 Äußerer Schenkelmuskel (m. vastus lateralis)	21 Halbsehnenmuskel (m. semitendinosus)
3 Äußerer schräger Bauchmuskel (m. obliquus externus abdominis)	22 T Hinterer Schienbeinmuskel (m. tibialis posterior)
4 T Äußere Zwischenrippen-muskeln (mm. intercostales externi)	23 T Innerer Hüftlochmuskel (m. obturatorius internus)
	24 Innerer Schenkelmuskel (m. vastus medialis)
5 Armbeuger (m. brachialis)	25 T Innerer schräger Bauchmuskel (m. obliquus internus abdominis)
6 T Birnförmiger Muskel (m. piriformis)	26 T Innere Zwischenrippenmuskeln (mm. intercostales interni)
7 Breiter Rückenmuskel (m. latissimus dorsi)	27 T Kamm-Muskel (m. pectineus)
8 T Darmbein-Rippen-Muskel (m. iliocostalis)	28 Kapuzenmuskel (m. trapezius)
9 Deltamuskel (m. deltoideus)	29 T Kleiner Brustmuskel (m. pectoralis minor)
10 T Dornmuskel (m. spinalis)	30 T Kleiner Gesäßmuskel (m. glutaeus minimus)
11 Dreiköpfiger Armmuskel (m. triceps brachii)	31 T Kleiner Rautenmuskel (m. rhomboideus minor)
12 Gerader Bauchmuskel (m. rectus abdominis)	32 T Kleiner Rundmuskel (m. teres minor)
13 Gerader Schenkelmuskel (m. rectus femoris)	33 T Kleiner Schenkelanzieher (m. adductor minimus)
14 Großer Brustmuskel (m. pectoralis major)	34 T Kniekehlenmuskel (m. popliteus)
15 Großer Gesäßmuskel (m. glutaeus maximus)	35 Knorrenmuskel (m. anconeus)
16 T Großer Rautenmuskel (m. rhomboideus major)	36 Kurzer radialer Handstrecker (m. extensor carpi radialis brevis)
17 Großer Rundmuskel (m. teres major)	
18 T Großer Schenkelanzieher (m. adductor magnus)	37 T Kurzer Schenkelanzieher (m. adductor brevis)
19 T Hakenarmmuskel (m. coracobrachialis)	38 Kurzer Wadenbeinmuskel (m. peroneus brevis)

39 T Langer Großzehenbeuger
(m. flexor hallucis longus)

40 Langer Hohlhandmuskel
(m. palmaris longus)

41 Langer radialer Handstrecker
(m. extensor carpi radialis
longus)

42 Langer Schenkelanzieher
(m. adductor longus)

43 Langer Wadenbeinmuskel
(m. peroneus longus)

44 T Langer Zehenbeuger
(m. flexor digitorum longus)

45 T Lendendarmbeinmuskel
(m. iliopsoas)

46 Mittlerer Gesäßmuskel
(m. glutaeus medius)

47 T Mittlerer Schenkelmuskel
(m. vastus intermedius)

48 Oberarmspeichenmuskel)
(m. brachioradialis)

49 T Obergrätenmuskel
(m. supraspinatus)

50 Plattsehnenmuskel
(m. semimembranosus)

51 T Querer Bauchmuskel
(m. transversus abdominis)

52 Radialer Handbeuger
(m. flexor carpi radialis)

53 T Riemenmuskel (m. splenius)

54 T Rückenstrecker
(m. erector spinae)

55 Runder Einwärtsdreher
(m. pronator teres)

56 Schenkelbindenspanner
(m. tensor fasciae latae)

57 Schlanker Muskel (m. gracilis)

58 Schneidermuskel
(m. sartorius)

59 Schollenmuskel (m. soleus)

60 T Sohlenspanner
(m. plantaris)

61 Ulnarer Handbeuger
(m. flexor carpi ulnaris)

62 Ulnarer Handstrecker
(m. extensor carpi ulnaris)

63 Untergrätenmuskel
(m. infraspinatus)

64 T Unterschulterblattmuskel
(m. subscapularis)

65 T Vielgeteilter Muskel
(m. multifidus)
Vierköpfiger Schenkelmuskel
(m. quadriceps femoris):
Besteht aus: 2 Äußerer Schenkelmuskel; 13 Gerader
Schenkelmuskel; 24 Inne-
rer Schenkelmuskel; 47 T Mittlerer Schenkelmuskel

66 T Vierseitiger Lendenmuskel
(m. quadratus lumborum)

67 T Vierseitiger Schenkelmuskel
(m. quadratus femoris)

68 Vorderer Sägemuskel
(m. serratus anterior)

69 Vorderer Schienbeinmuskel
(m. tibialis anterior)

70 T Wirbeldreher (mm. rotatores)

71 Zweiköpfiger Armmuskel
(m. biceps brachii)

72 Zweiköpfiger Schenkelmuskel
(m. biceps femoris)

73 Zwillingswadenmuskel
(m. gastrocnemius)

74 T Zwischendornmuskeln
(mm. interspinales)

75 T Zwischenquerfortsatzmuskeln
(mm. intertransversarii)

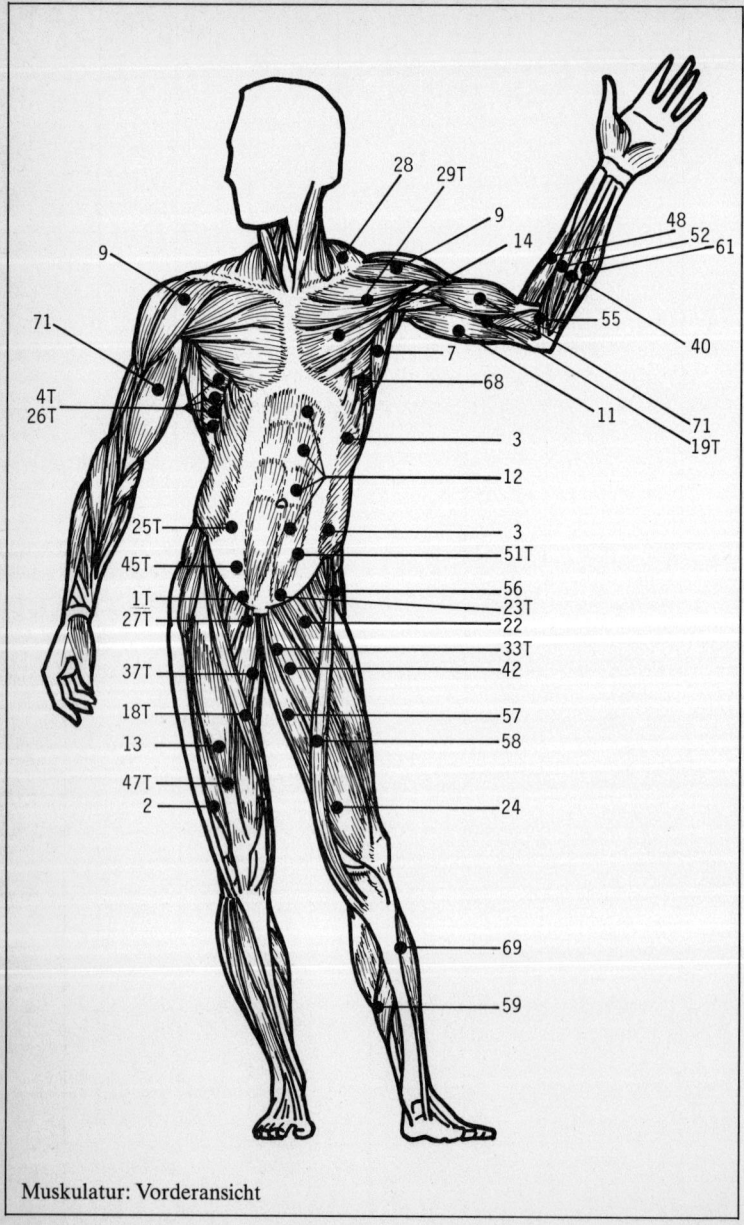

Muskulatur: Vorderansicht

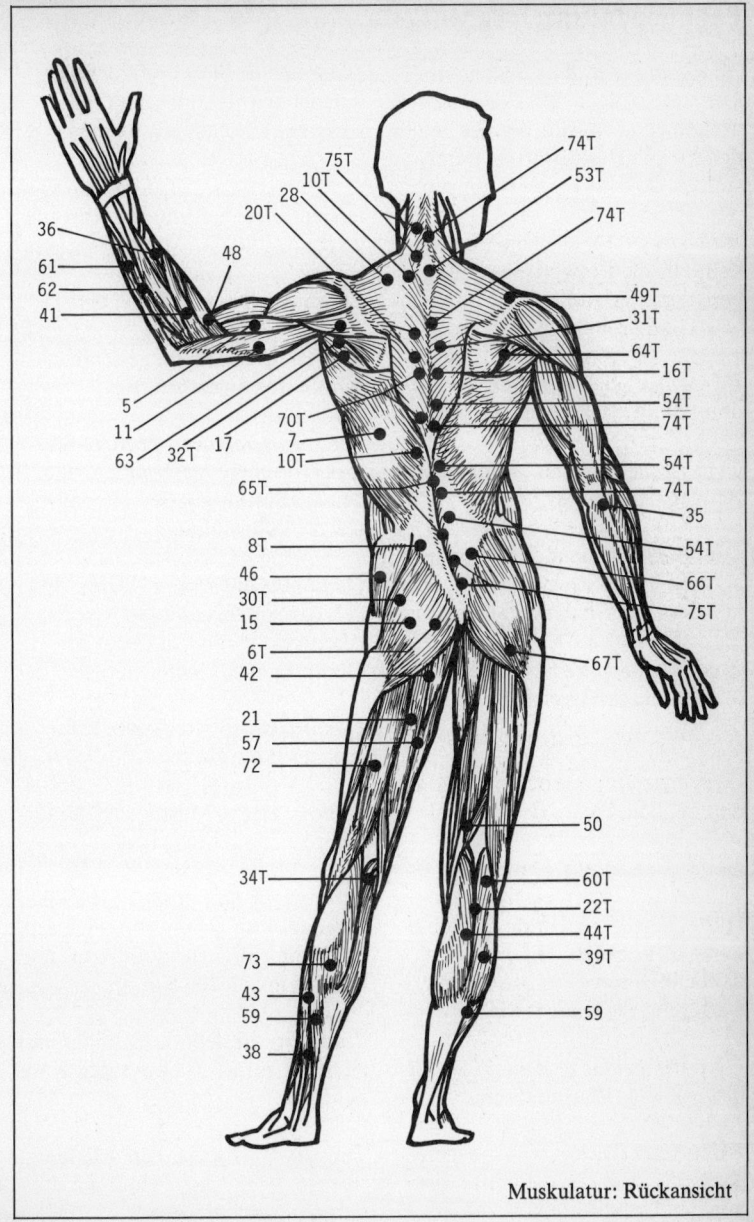

Muskulatur: Rückansicht

Funktionen einzelner Muskeln

Abdominalmuskeln (Bauchmuskeln): Sie beugen, strecken und verdrehen den Unterkörper. Sie helfen den Körper zu stützen und unterstützen Oberkörperbewegungen.

Adductoren: Oberschenkelmuskeln, die die Einwärtsbewegung bewirken. Sie ziehen die Hüfte einwärts und drehen sie nach außen.

Biceps: Er beugt den Ellbogen, dreht den Unterarm nach außen.

Coracobrachialis: Er bringt den Arm an den Körper.

Deltoideus: Er hebt den Arm, hilft beim Beugen, Strecken und Drehen des Arms in der Schulter.

Erector spinae: Er ist verantwortlich für alle größeren Bewegungen des Rückens.

Gastrocnemius: Er beugt das Knie und hebt die Ferse.

Glutaeus maximus: Der größte Muskel im Körper, er streckt die Hüfte, bewegt und dreht den Oberschenkel auswärts. Hauptmuskel, der beim Treppensteigen und Aufwärtsgehen gebraucht wird.

Glutaeus medius und minimus: Sie bewegen das Bein zur Seite.

Beinbeuger (Biceps): Sie beugen das Knie, strecken die Hüfte, drehen den Unterschenkel.

Iliopsoas: Er führt im Bauchraum von der Wirbelsäule zum Oberschenkel. Größter Hüftbeuger.

Latissimus dorsi: Er zieht den Arm an den Körper, dreht den Arm auswärts.

Pectoralis: Sie führen von der Mitte der Brust zu den Armen und werden für nach vorn gerichtete Armbewegungen benötigt.

Peronaeus longus und brevis: Sie drehen den Fuß nach außen, beugen das Sprunggelenk, unterstützen die Fußwölbung.

Quadratus lumborum: Tiefer Muskel, der von den unteren Rippen zum Becken führt; er beugt den Oberkörper zur Seite.

Quadriceps: Er streckt das Knie und beugt die Hüfte.

Soleus: Tiefer Muskel am Unterschenkel, er hebt die Ferse.

Teres major und minor: Sie ziehen diagonal vom Schulterblatt bis zum Oberarm, drehen den Arm und bringen ihn an den Körper.

Trapezius: Er hebt die Schulter und zieht sie zurück, bewegt den Kopf zur Seite.

Triceps: Er streckt den Ellbogen, streckt Arm und Schulter, zieht den Arm an den Körper.

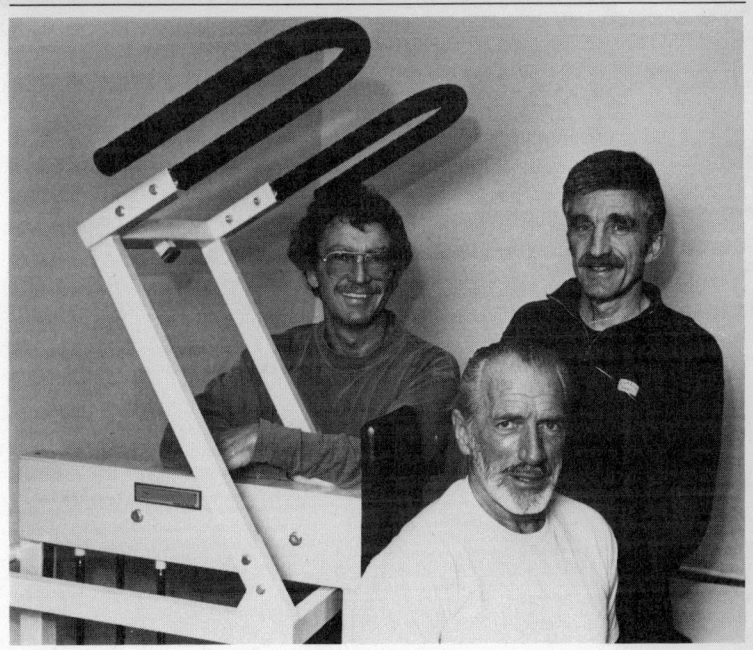

Die Autoren

Hans Gunnari und Olaf Evjenth betreiben gemeinsam das «Hans und Olaf-Institut» in Oslo als Physiotherapeuten und Trainer. Sie gelten weltweit als anerkannte Experten für Fitnesstraining und Sporttherapie. Beide Autoren waren in der Leichtathletik und im Gewichtheben erfolgreich aktiv, Olaf Evjenth betreute das norwegische Olympiateam bei vier Olympischen Spielen. Michael Brady arbeitet seit den frühen 70er Jahren mit an der Entwicklung des Sequenztrainings und ist Autor mehrerer Sportfachbücher.

Bildquellen

Frits Solvang: Fotos Seite 54, 73, 74, 78, 94, 101–109, 121, 130
Egil Torin Naesheim: Zeichnungen Kapitel 2 und 4
Steinar Normann: Zeichnungen Kapitel 3
La Nature: Abbildung Seite 156
Alfta: Foto Seite 43
Gallus-Plesner: Fotos Seite 111–119, 123–129
Horst Lichte: Foto Seite 34
Manfred Prinz: Zeichnung Seite 31
Horst Jonath: Zeichnungen Seite 166, 167
Dreyers Forlag: Foto Seite 169

Rund um den Tennissport

Klaas Bohlens
Tennis (7006)

Klaas Bohlens/Rainer Hamann
Tenniskurs (7022)

Karl-Peter Knebel/
Bernd Herbeck/Susanne Schaffner
Tennis-Funktionsgymnastik (8621)

Johannes Mende
Körpertraining (8612)

Ulrich Jonath/Rolf Krempel
Konditionstraining (7038)

Friedrich Schwope
Sportmassage (8625)

Hans-Uwe Hinrichs
Sportverletzungen (8604)

John Syer/Christopher Connolly
Psychotraining für Sportler (8614)

Ulrich Jonath (Hg.)
Lexikon Trainingslehre (7638)

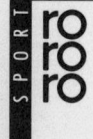

SPORT
rororo

Ballsport

Training
Technik
Taktik

H. W. Niesner/J. H. Ranzmayer
Badminton (7042)

Lothar Waldowski
Basketball (7023)

Günter Hagedorn/Dieter Niedlich/
Gerhard J. Schmidt
Basketball-Handbuch (7624)

Gero Bisanz/Gunnar Gerisch
Fußball (7039)

Hans-Dieter Trosse
Handball (7004)

H. Budinger/W. Hillmann/W. Strödter
Hockey (7035)

Norbert Auste
Konditionstraining Fußball
Übungen und Programme (8605)

Conny Hasselbach/Niels Härtel
Squash
Offizielles Lehrbuch des DSRV (7040)

Klaas Bohlens
Tennis (7006)

Klaas Bohlens/Rainer Hamann
Tenniskurs (7022)

H. Harst/H. Giesecke/J. Schlaf
Tischtennis (7013)

Günter Blume
Volleyball (7011)

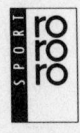

Günter Blume/Klaas Lange
Volleyball und Handball
Organisations- und Übungsformen für
Schule und Verein (7034)

C 2149/2

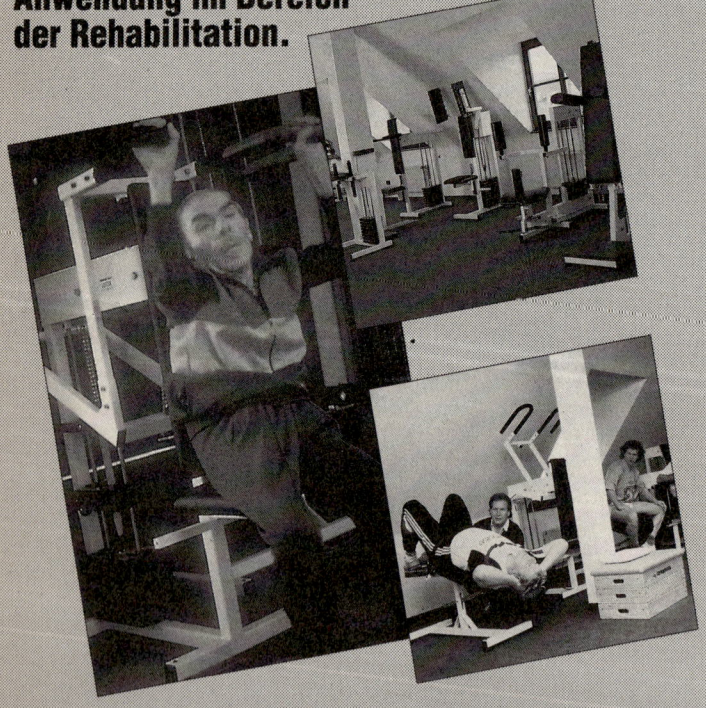